Prof. Dr. Reinhard Maß

Depressionen überwinden ohne Antidepressiva

Was Sie selbst gegen Ihre Depression tun können – und wie Psychotherapie hilft

TRIAS

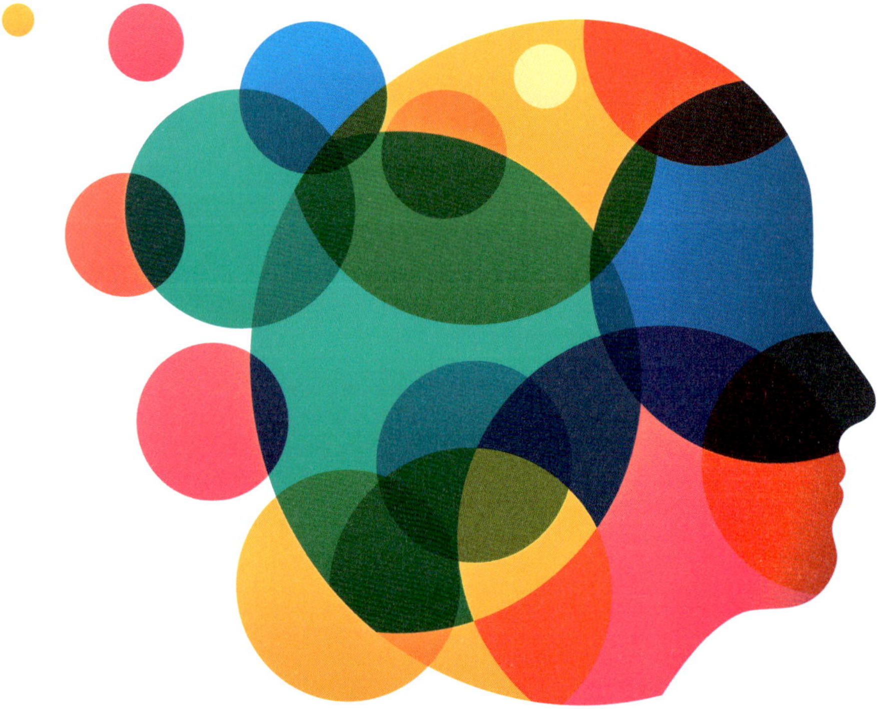

Liebe Leserin, lieber Leser,

Im Laufe der Jahrzehnte habe ich sehr viele Patientinnen und Patienten behandelt, die unter Depression litten. In diesem Buch möchte ich die wichtigsten Erfahrungen zusammenfassen, die ich im Rahmen meiner psychotherapeutischen und wissenschaftlichen Auseinandersetzung mit dieser psychischen Erkrankung gemacht habe. Ein zentrales Anliegen ist mir dabei, zu erklären, was Depression eigentlich ist.

Das mag merkwürdig erscheinen, weil es bereits so viele Veröffentlichungen zu diesem Thema gibt. Aber leider hat sich dabei eine Sichtweise durchgesetzt, nach der Depression im Kern ein biologisches Problem ist, eine genetisch bedingte Erkrankung, eine Störung von Hirnfunktionen. Das geht einher mit der Vorstellung, eine Depression müsse ebenso mit Medikamenten behandelt werden wie andere körperliche Erkrankungen, vor allem mit Antidepressiva. Die meisten meiner ärztlichen und auch viele meiner psychologischen Kolleginnen und Kollegen denken so.

Diese Sichtweise steht nicht in Einklang mit dem aktuellen Forschungsstand, sondern fußt auf widerlegten Hypothesen, unbewiesenen Spekulationen und methodischen Fehlern in der Forschung. Sie ist schlicht und einfach falsch. Das möchte ich Ihnen in den ersten Kapiteln darstellen und aufzeigen, wie es zu dieser Fehlentwicklung kommen konnte. Die Gründe dafür, depressiv zu werden, sind vielfältig, aber es handelt sich dabei immer um psychologische oder soziale Faktoren, die wiederum wissenschaftlich gut belegt sind. Erst wenn über die wirklichen Ursachen Klarheit besteht, ist es möglich, wirksam gegen Depression vorzugehen. Was dabei getan werden kann und auf welche Weise Psychotherapie hilft, werde ich Ihnen in späteren Kapiteln aufzeigen.

Ich habe das Glück, auf der Station »Aaron T. Beck« im Zentrum für Seelische Gesundheit Marienheide seit vielen Jahren mit klugen, erfahrenen und engagierten Menschen in einem Team zusammenzuarbeiten. In dieser Zeit hat sich bei uns ein bestimmtes Verständnis der Entstehung und Behandlung von Depression entwickelt. Unser Konzept ist nachgewiesenermaßen erfolgreich.

In diesem Buch fasse ich einen großen Teil unserer Erfahrungen und Erkenntnisse zusammen. Meine Hoffnung ist, dass es Ihnen dabei hilft, Ihren persönlichen Weg aus der Depression finden.

Reinhard Maß

1 Was ist »Depression«?

Diese scheinbar einfache Frage kann auf ganz unterschiedliche Weise beantwortet werden. Äußerlich betrachtet ist Depression eine seelische Störung, die durch bestimmte Symptome gekennzeichnet ist.

Wenn Fachleute die Diagnose einer Depression stellen, prüfen sie, welche Symptome vorliegen und seit wann dies der Fall ist (z. B. seit mindestens vier Wochen). Bei der Beurteilung müssen sie auf bestimmte Klassifikationssysteme zurückgreifen. Das sind Kataloge von Krankheitsbeschreibungen, die von Expertinnen und Experten der jeweiligen Fachgebiete erstellt wurden und international einheitlicher Standard sind.

Die ICD-10

In Deutschland wird derzeit die sogenannte »ICD-10« verwendet, die 1992 eingeführte 10. Version der internationalen statistischen Klassifikation der Krankheiten und verwandter Gesundheitsprobleme (ICD steht für »International Classification of Diseases«), die von der Weltgesundheitsorganisation herausgegeben wird.

BESONDERS WICHTIGE SYMPTOME EINER DEPRESSION

(in der ICD-10 wird von »typischen Symptomen« oder »Leitsymptomen« gesprochen):

- Gedrückte Stimmung, Niedergeschlagenheit oder Verzweiflung, manchmal auch der Verlust der Fähigkeit, überhaupt irgendwelche Gefühle zu empfinden;
- Verlust von Interessen, Freudlosigkeit, z. B. das Aufgeben von Hobbys;
- Störung des Antriebs. Meistens ist das die Beeinträchtigung der Fähigkeit zu zielgerichteten Aktivitäten, erhöhte Ermüdbarkeit, schnelle Erschöpfbarkeit, Kraftlosigkeit. In seltenen Fällen kann es auch zu einer Antriebssteigerung kommen.

IN DER ICD-10 AUFGEZÄHLTE »ZUSÄTZLICHE«, EBENFALLS AUFTRETENDE SYMPTOME:

- Verminderte Konzentrationsfähigkeit, Gedächtnisstörungen;
- Selbstzweifel, Verlust von Selbstvertrauen, Erleben eigener Wertlosigkeit;
- Schuldgefühle, manchmal Selbsthass;
- pessimistische Zukunftsperspektive;
- Selbstmordgedanken, Selbstverletzungen;
- Schlafstörungen; meistens Ein- oder Durchschlafstörungen, gelegentlich auch ein erhöhtes Schlafbedürfnis, ständige Müdigkeit;
- Appetitstörungen; meistens Verlust des Appetits, gelegentlich auch erhöhter Appetit (»Frustessen«), oft mit entsprechenden Änderungen des Körpergewichts.

Je mehr Symptome vorliegen, desto schwerer ist die Depression. So wird in der ICD-10 eine leichte depressive Episode als ein Zustand definiert, bei dem mindestens zwei der drei Leitsymptome und mindestens zwei zusätzliche Symptome vorhanden sind. Bei einer mittelgradigen Episode sollen es mindestens zwei Leitsymptome und mindestens drei (besser vier) zusätzliche Symptome sein, bei der schweren Depression müssen alle drei Leitsymptome und mindestens vier zusätzliche Symptome vorhanden sein, von denen einige stark ausgeprägt sein müssen.

Die ICD-11

Die Definitionen psychischer Störungen werden von Zeit zu Zeit geändert. Es liegt bereits die 11. Version der ICD vor, die im deutschen Gesundheitswesen ab 2027 verpflichtend sein soll. Dabei wurden auch Änderungen bei der Definition von Depression vorgenommen. So gilt die Störung des Antriebs in der ICD-11 nicht mehr als Leitsymptom, sondern nur noch als zusätzliches Symptom, sie hat also eine weniger große Bedeutung; Hoffnungslosigkeit wurde als weiteres zusätzliches Symptom aufgenommen. Am Ende des Kapitels »Soziale Ursachen von Depression« (Seite 49) mache ich ein paar Anmerkungen zu den modernen Krankheitskatalogen, an dieser Stelle müssen wir uns darum nicht kümmern.

Weitere Beeinträchtigungen

Häufig finden sich bei Depression auch noch andere Beeinträchtigungen, zum Beispiel ein allgemeiner Rückzug aus dem Leben, die Vermeidung sozialer Kontakte und Aktivitäten (z.B. morgens nicht aufstehen, die Wohnung nicht verlassen), Lebensüberdruss, der Verlust der Fähigkeit, den Tag sinnvoll zu gestalten, die Wohnung in Ordnung zu halten, sich selbst zu versorgen (z.B. Ernährung, Körperpflege), der Verlust des Interesses an Sexualität (sexuelle Lustlosigkeit) sowie diffuse körperliche Beschwerden, z.B. Schwindel, Übelkeit, Schmerzen. Es kann zu weiteren Symptomen kommen, etwa zu massiven Angstzuständen bis hin zu Panikattacken. In seltenen, extrem schweren Fällen zeigen sich sogenannte psychotische Symptome, z. B. die wahnhafte Überzeugung, an einer unheilbaren Krankheit zu leiden oder zu verarmen (»Verelendungswahn«), obwohl das nicht den Tatsachen entspricht.

Das ist also mit Depression gemeint. Ihnen ist vielleicht aufgefallen, dass bei dieser Art der Diagnostik nicht nach den Ursachen gefragt wird. Das ist eigentlich ungewöhnlich. Bei vielen anderen Diagnosen ist die Benennung der Ursache sogar Teil der Definition der Erkrankung. Beispielweise ist eine Erkältung eine Infektion mit Viren, ein Krebstumor entsteht durch entartete Zellen, Malaria ist eine Infektion mit einem Parasiten. Warum geht man bei Depression anders vor? Damit wollen wir uns im folgenden Kapitel ausführlich befassen.

2 Zwei Erklärungsansätze für Krankheiten

Über die Ursachen einer Depression wird bereits seit langer Zeit diskutiert, um nicht zu sagen gestritten. Um diese Diskussion zu verstehen, ist es zunächst erforderlich, zwei grundsätzlich unterschiedliche Erklärungsmodelle für Krankheiten zu betrachten, nämlich das biologische bzw. biomedizinische Modell einerseits und das psychosoziale Modell andererseits.

DAS BIOMEDIZINISCHE ERKLÄRUNGSMODELL betrachtet eine Krankheit als eine Abweichung von einem vorherigen Normalzustand (idealerweise ist das der Zustand der Gesundheit). Die Abweichung wird durch einen schädlichen biologischen, chemischen oder physikalischen Einfluss ausgelöst. Dabei kann es sich um eine Verletzung, eine Infektion, eine Vergiftung, einen Gendefekt o.Ä. handeln. Das Ziel einer biomedizinischen Behandlung (z.B. Operation, Medikamente) ist daher immer klar, sowohl für die Behandelnden als auch für die Kranken: Der vorherige Zustand soll so weit wie möglich wiederhergestellt werden, indem die Ursachen der Krankheit behoben oder zumindest deren Folgen gemindert werden.

DAS PSYCHOSOZIALE ERKLÄRUNGSMODELL betrachtet die Krankheit als Folge von belastenden innerpsychischen und/oder äußeren (sozialen) Lebensbedingungen, meistens ist es eine Kombination verschiedener innerer oder äußerer Bedingungen. Ziel der psychosozialen Behandlung (z.B. Psychotherapie) ist daher nicht, den Ausgangszustand wiederherzustellen – denn genau hier liegen ja die Ursachen der Erkrankung –, sondern die krank machenden Bedingungen so zu verändern, dass die Symptome verschwinden können. Bei einer Psychotherapie geht es also grundsätzlich um Veränderung. Herauszufinden, was die psychosozialen Ursachen einer Störung sind, ist bereits Teil der Behandlung. Es sind immer die Patientinnen und Patienten, die das Ziel festlegen, und sie wissen am Anfang der Behandlung oft selbst noch nicht, was das Ziel ist oder welche Änderungen notwendig sind, um es zu erreichen.

Biomedizinische Krankheitsmodelle sind nicht besser oder schlechter als psychosoziale Krankheitsmodelle. (Beide Modelle können auch kombiniert werden. So ein »biopsychosoziales Erklärungsmodell« passt z.B. für Magengeschwüre, bei denen Stress, Rauchen, genetische Veranlagung und eine Bakterieninfektion als Ursachen angenommen werden. An dieser Stelle ist das aber nicht von Belang.) Entscheidend ist, welches Modell bei welcher Krankheit angewendet wird. So ergibt es wenig Sinn, nach psychosozialen Ursachen für einen Knochenbruch zu suchen oder diesen mit Psychotherapie behandeln zu wollen.

Die Frage, um die es hier geht, lautet: Welches Erklärungsmodell passt für Depression? Ist die Depression als seelische oder als körperliche Erkrankung zu betrachten? Die Antwort der Psychiatrie hängt eng mit ihrer Geschichte zusammen. Daher müssen wir einen Blick auf die wissenschaftshistorische Entwicklung dieses Faches werfen.

Die biomedizinische Wende der Psychiatrie

Man kann sich das heute nur noch schwer vorstellen, aber bis in die 1950er-Jahre hinein war die Psychiatrie ein ausgesprochen psychotherapeutisch ausgerichtetes Fach, dabei war die Psychoanalyse dominierend. In der Psychoanalyse werden seelische Störungen psychologisch erklärt und z. B. als Folge von unbewussten Konflikten und Angstabwehr betrachtet. Solche Prozesse sind mit wissenschaftlichen Methoden kaum nachweisbar.

Ohnehin stand die Psychoanalyse der empirischen Forschung traditionell eher fern. Hierbei werden wissenschaftliche Erkenntnisse durch Formulierung und Prüfung von Hypothesen mittels systematischer Beobachtungen, Messungen oder Experimenten gewonnen. Zugleich zeigte sich, dass die Anwendung psychoanalytischer Konzepte bei der Behandlung psychischer Störungen oft wenig erfolgreich war.

Daher wuchs bei der nachrückenden Generation von Psychiaterinnen und Psychiatern die Unzufriedenheit mit der einseitig psychoanalytischen Ausrichtung, und es entwickelte sich eine starke Gegenbewegung. Dabei hatten die 1972 veröffentlichten sogenannten »Feighner-Kriterien«[1] großen Einfluss, in denen unter anderem gefordert wurde, dass die Psychiatrie wieder zu einer im engeren Sinne ärztlichen Fachrichtung werden und sich auf die biologischen Ursachen seelischer Störungen konzentrieren sollte. Dieser Artikel hatte erheblichen Anteil an der biomedizinischen Neuausrichtung der Psychiatrie. Seelische Störungen sollten als körperliche Erkrankungen betrachtet und mit biomedizinischen Methoden behandelt werden.

Durch diesen grundlegenden Richtungswechsel ist die Psychiatrie heute überwiegend eine Biopsychiatrie geworden. Ab den 1950er-Jahren wurden Psychopharmaka entwickelt und auf den Markt gebracht, z. B. *Chlorpromazin* (für psychotische Erkrankungen), *Benzodiazepine* (bei Ängsten), *Lithium* (bei bipolaren Störungen). Die Beschreibungen erster, teilweise spektakulärer Behandlungserfolge gaben der »biomedizinischen Wende« in der Psychiatrie starken Auftrieb, und Psychopharmaka rückten in das Zentrum psychiatrischer Behandlungen.

Jedoch wurde damit auch eine fatale Fehlentwicklung eingeleitet. Der Einfluss der Pharmaindustrie wuchs im Laufe der Jahre, und spätestens seit den 1980er-Jahren ist die Psychiatrie, soweit es um den Einsatz von Psychopharmaka geht, weitgehend an den Profitinteressen der Pharmaindustrie ausgerichtet (siehe auch Kapitel »Wissenswertes über Antidepressiva«, Seite 30).

Depression aus biomedizinischer Sicht

Kommen wir nach diesem Exkurs zurück zur Depression. Aus biomedizinischer Sicht wird Depression ebenfalls als ein körperliches Problem betrachtet, das mit biomedizinischen Mitteln, vor allem mit Antidepressiva, zu behandeln ist. Die Pharmaindustrie hat daher ein großes Interesse an dem biomedizinischen Modell der Depression.

Das hat erhebliche Konsequenzen (siehe Kapitel »Wissenswertes über Antidepressiva«, Seite 30). Vor der biomedizinischen Wende wurde zwischen der »reaktiven Depression« und der »endogenen Depression« unterschieden. Während bei der reaktiven Depression innerpsychische oder soziale Ursachen angenommen wurden, betrachtete man die endogene Depression als körperliche Krankheit, die durch vermutete genetische Faktoren oder Hirnstoffwechselstörungen verursacht wird. Man nahm an, dass reaktive Depressionen viel häufiger als endogene Depressionen vorkommen.

Mit der biomedizinischen Wende in der Psychiatrie wurde diese Unterscheidung fallen gelassen. In der ICD-10 und anderen Klassifikationssystemen wird die Diskussion über die Ursachen umgangen, indem bei der Definition von Depression nur Symptome aufgelistet werden. Psychosoziale oder biomedizinische Ursachen werden weder gefordert noch ausgeschlossen. In der psychiatrischen Praxis führte das allerdings dazu, dass man heutzutage – meistens unausgesprochen – jede Depression als vollständig oder wenigstens teilweise endogen betrachtet, als eine Gehirnerkrankung. Folglich werden in der psychiatrischen Versorgung biomedizinische Behandlungsmethoden eingesetzt, vorzugsweise Antidepressiva; etwa so, wie Antihistaminika bei Juckreiz oder Antibiotika bei bakteriellen Infektionen verschrieben werden.

Aber wie stichhaltig sind die Argumente, Depression als endogen bzw. körperlich verursacht zu betrachten? Damit setzen wir uns in den anschließenden Kapiteln auseinander.

Zur Definition von Krankheiten

Krankheitskataloge wie die in Kapitel 1 (Seite 8) erwähnte ICD sind in Psychiatrie und Psychotherapie von erheblicher Bedeutung. Neben der ICD hat das von der American Psychiatric Association herausgegebene Diagnostic and Statistical Manual of Mental Disorders (DSM) international großen Einfluss. In ICD und DSM werden Krankheiten allgemeingültig definiert.

Diese Definitionen sind keine Naturgesetze und können sich im Laufe der Zeit ändern. Änderungen in der Definition psychischer Störungen sind jedoch nur selten ein Ausdruck neuer Forschungsergebnisse. In der Psychiatrie werden Diagnosen sehr oft einfach per Abstimmung festgelegt. Es gibt Trends und »Modediagnosen«, die kaum wissenschaftliche Grundlagen haben. Häufig setzen sich Fachleute, die gerade viel Einfluss haben, mit ihrem speziellen Arbeitsthema durch.

Krankheiten werden immer neu katalogisiert

Zu Änderungen in den Krankheitskatalogen kommt es, wenn genügend Leute das so wollen. Eine wichtige Rolle für die Frage, was als »normal« bzw. »gesund« oder »abweichend« bzw. »krankhaft« betrachtet wird, spielen auch die gesellschaftlichen Rahmenbedingungen. Homosexualität etwa galt in der bis 1992 gültigen ICD-9 noch als psychische Störung. Der Grund für den Wegfall der Homosexualität in der ICD-10 ist, dass es seit den 1960er-Jahren in den westlichen Industrienationen zu einer Liberalisierung sexueller Normen gekommen ist. Die Einordnung der Homosexualität in der ICD-9 ist dadurch »aus der Mode gekommen«. Man wollte Homosexualität einfach nicht länger als Krankheit betrachteten (und das ist gut so).

Insgesamt gibt es jedoch eine starke Tendenz, dass die Anzahl der beschriebenen Krankheiten in jeder Auflage größer wird.[2] Dahinter stecken keine neuen Entdeckungen wie z. B. in der Zoologie, wenn eine neue Tierart gefunden und beschrieben wird. Großen Einfluss bei der Überarbeitung der Krankheitskataloge hat die Pharmaindustrie. Manchmal werden Krankheiten regelrecht erfunden und von den Marketingabteilungen mit Kampagnen und Lobbyarbeit ins Gespräch gebracht. Es geht natürlich darum, dadurch Absatzmärkte für neue Medikamente zu schaffen.[3] Bei Bedarf wird auch massiver Druck auf die Zulassungsbehörden ausgeübt.

Ein Beispiel dafür ist das Vorgehen, mit dem der US-amerikanische Pharmakonzern Sprout Druck auf die Food and Drug Administration (FDA) ausübte, die in den USA für die Zulassung neuer Medikamente zuständig ist. Es ging um den Wirkstoff Flibanserin, dessen Zulassung als Antidepressivum zuvor gescheitert war und das nun zur Behandlung von mangelndem sexuellem Verlangen bei Frauen zugelassen werden sollte. Über viele Monate wurde eine landesweite pseudofeministische Kampagne durchgeführt, um »das Recht der Frauen auf Flibanserin« durchzusetzen.[4] Leonore Tiefer und ihre Kolleginnen beschrieben, wie Sprout bei einer vorentscheidenden FDA-Sitzung alle Möglichkeiten der Manipulation nutzte.[5] Der so aufgebaute Druck verfehlte seine Wirkung nicht, Flibanserin wurde zugelassen.

Die Medikalisierung der Gesellschaft

Eine andere Methode, mehr »Kranke« zu erzeugen, besteht darin, die Grenzen zwischen »gesund« und »krank« so zu verschieben, dass die Anzahl der als krank und behandlungsbedürftig geltenden Personen immer größer wird. Dafür wurde der Begriff »Medikalisierung« geprägt. Die Medikalisierung der westlichen Industrienationen ist ein Phänomen, das sich zunehmend auf alle Lebensbereiche auswirkt. Viele psychotherapeutisch und medizinisch Tätige sind daran beteiligt (oft ohne dass es ihnen bewusst ist).

Mit der Medikalisierung der Gesellschaft hat sich der US-amerikanische Sozialwissenschaftler Peter Conrad befasst.[6] Ein Beispiel ist die neue ICD-11-Diagnose der »anhaltenden Trauerstörung«. Das ist ein Zustand, der nach dem Tod einer nahestehenden Person auftritt und gekennzeichnet ist durch ein starkes Verlangen nach bzw. eine starke Beschäftigung mit der verstorbenen Person, begleitet von starkem emotionalen Schmerz. Wenn die Trauer länger als sechs Monate dauert, gilt sie als Krankheit. Warum? Weil eine Trauer, die länger als sechs Monate dauert, von den Verfechterinnen und Verfechtern dieser neuen Diagnose als unnormal betrachtet wird. Das ist eine willkürlich gesetzte Grenze, mehr nicht.

3 Biologische Ursachen von Depression

Ziel der biopsychiatrischen Forschung ist, biologische Ursachen von Depression aufzudecken und auf dieser Grundlage biomedizinische Behandlungsmöglichkeiten zu entwickeln. Betrachten wir einmal einige wesentliche biopsychiatrische Forschungsfelder, bei denen es um Hirnstoffwechsel, Hirnstruktur und Genetik geht.

Die Serotonin- bzw. Monoaminhypothese

Es geht hier um die sogenannten Botenstoffe oder Neurotransmitter. Das sind Substanzen, mit denen Nervenzellen miteinander kommunizieren. Sie werden an den Verbindungsstellen zwischen den Nervenzellen ausgeschüttet, den sogenannten Synapsen, und dienen der Signalübertragung. Serotonin und Noradrenalin gehören zur Gruppe der sogenannten Monoamine.

Tri- oder tetrazyklische Antidepressiva

Imipramin war das erste Antidepressivum, es kam 1958 in den Handel. Aufgrund seiner chemischen Struktur wird es zur Gruppe der tri- oder tetrazyklischen Antidepressiva (TZA) gezählt. Es folgten viele weitere Antidepressiva dieser Art wie *Amitriptylin* oder *Trimipramin*. Da *Imipramin* und andere Antidepressiva zu einer Erhöhung der Konzentration der oben genannten Botenstoffe führen, kam in den 1960er-Jahren die Vermutung auf, Depression sei die Folge eines Mangels dieser Botenstoffe.[7] Als mögliche Ursache von Depression wurde zunächst ein Mangel des Neurotransmitters Serotonin angenommen, weshalb der Begriff »Serotoninhypothese« geprägt wurde. Kurz darauf wurde diese Hypothese auf das Noradrenalin ausgedehnt, deswegen wird oft auch der Begriff »Monoaminhypothese« verwendet.

Selektive Serotonin-Wiederaufnahmehemmer

Später wurden weitere Gruppen von Antidepressiva entwickelt, allen voran die selektiven Serotonin-Wiederaufnahmehemmer (Selective Serotonin Reuptake Inhibitors, SSRIs). »Selektiv« bedeutet, dass ein SSRI im Unterschied zu den TZA vorwiegend auf das Serotonin wirken, kaum oder gar nicht auf andere Neurotransmitter. Eines der ersten SSRIs im Handel war *Fluoxetin* (1975), auch hier folgten zahlreiche weitere Substanzen (z. B. *Paroxetin*, *Citalopram*). Es gibt noch weitere Gruppen von Antidepressiva (selektive Serotonin-Noradrenalin-Wiederaufnahmehemmer, Monoaminooxidase-Hemmer etc.), auf die ich hier aus Platzgründen nicht eingehen kann. Nahezu alle Antidepressiva erhöhen die Konzentration von Serotonin bzw. Noradrenalin an den Synapsen, mit dem Ziel, den vermuteten Mangel an diesen Botenstoffen im Gehirn zu beheben.

Allerdings wurden schon in 1970er-Jahren erste Zweifel an der Hypothese geäußert, dass die Depression etwas mit einem Mangel an Neurotransmittern zu tun hat, und inzwischen gilt diese Vermutung längst als widerlegt. Die britische Psychiaterin Joanna Moncrieff befasst sich seit vielen Jahren kritisch mit Antidepressiva. Sie veröffentlichte kürzlich mit einigen Kolleginnen und Kollegen eine sorgfältige Übersichtsarbeit, in der alle bekannten Fakten zur Serotoninhypothese zusammengefasst werden.[8] Es fanden sich keine Hinweise auf einen Zusammenhang zwischen Serotonin und Depression oder eine Wechselwirkung zwischen Genen, Stress und Depression. Mit anderen Worten: Die Serotoninhypothese wird wissenschaftlich nicht unterstützt und ist damit unhaltbar.

Depression ist nicht die Folge eines chemischen Ungleichgewichts oder einer Stoffwechselstörung im Gehirn. Das ist einer der Gründe dafür, dass es trotz größter Bemühungen auch nicht gelungen ist, einen Biomarker ist für Depression zu finden.

Biomarker sind messbare Indikatoren für das Vorhandensein oder die Schwere eines Krankheitszustands, z. B. in Form bestimmter Laborwerte oder Vitalzeichen. Bekannte Biomarker sind etwa der erhöhte Blutzuckerwert (Hinweis auf Diabetes mellitus) oder Fieber (Hinweis auf eine Entzündung). Während der Covid-19-Pandemie wurden mit den Antigen-Schnelltests millionenfach Biomarker untersucht, um eine Infektion zu bestimmen. Hätte die Depression biologische Ursachen, müsste es auch dafür einen Biomarker geben. Aber die Suche war vergeblich.

Forschungsergebnisse als Marketingdesaster

Das alles ist ein echtes Problem für die Hersteller von Antidepressiva, die dringend eine Begründung für die Verschreibung von Antidepressiva brauchen. Die Marketingabteilungen der Pharmafirmen haben darum den Mythos des Serotoninmangels gegen jede wissenschaftliche Erkenntnis am Leben gehalten. 2005 verglichen Jeffrey R. Lacasse und Jonathan Leo die Darstellungen der Serotoninhypothese in der wissenschaftlichen Fachliteratur mit den Beschreibungen in den Werbetexten der Pharmaindustrie.[9] Sie zeigten, dass in der Pharmawerbung systematisch Falschinformationen verbreitet wurden. Die Serotoninhypothese wurde als wissenschaftlich abgesicherte Tatsache dargestellt, die umfangreiche Kritik wurde einfach unterschlagen.

Diese Kampagne hat einen bemerkenswerten, bis heute anhaltenden Erfolg. Nicht nur viele Laien, sondern auch zahlreiche medizinische und psychologische Fachleute glauben und verbreiten bis heute, dass die Depression eine Folge des Mangels an Neurotransmittern ist. Ich vermute, Ihnen wurde das auch irgendwann erklärt oder Sie haben es irgendwo gelesen. Bitte betrachten Sie das als einen durch die Wissenschaft widerlegten Mythos, vergleichbar mit der Vermutung, die Erde sei eine Scheibe oder die Sonne drehe sich um die Erde.

Eine schöne Pointe ist ein Medikament namens *Tianeptin*, das in Deutschland seit 2011 als Antidepressivum im Handel ist. Anders als die meisten anderen Antidepressiva verstärkt *Tianeptin* die Wiederaufnahme von Serotonin aus dem synaptischen Spalt, es *reduziert* also die Serotoninkonzentration. Das passt wirklich schlecht zur Serotoninhypothese.

Antidepressiva sind nicht harmlos

Die Widerlegung der Serotoninhypothese bedeutet allerdings keineswegs, dass Antidepressiva chemisch wirkungslos sind. Fast alle erhöhen tatsächlich die Konzentration von Neurotransmittern wie Serotonin oder Noradrenalin. Und zwar nicht nur im Gehirn, sondern im ganzen Körper: Synapsen, die mit Serotonin oder Noradrenalin funktionieren, gibt es nicht nur im Gehirn, sondern unter anderem auch im Herz-Kreislauf-System, im Urogenitalsystem oder im Magen-Darm-System. Das ist ein Grund für die zahlreichen Nebenwirkungen von Antidepressiva und für viele Entzugssymptome, die auftreten können, wenn Antidepressiva abgesetzt werden.

Antidepressiva können die Konzentration von Neurotransmittern wie Serotonin oder Noradrenalin erhöhen. Aber da Depression nichts mit einem Mangel an Neurotransmittern zu tun hat, hilft das nicht gegen die Depression.

Übrigens kann der Körper auf die künstliche Erhöhung der Monoaminkonzentration durch die langfristige Gabe von Antidepressiva reagieren, indem er seine natürliche Produktion zurückfährt. Man nennt diese Tendenz, Zustände im Gleichgewicht zu halten, Homöostase. Zahlreiche körperliche Funktionen werden homöostatisch geregelt, z. B. Körpertemperatur, Atmung, Nahrungsaufnahme. Nach Absetzen des Antidepressivums kann es somit tatsächlich zu einem Mangel an Serotonin mit

Entzugssymptomen (z. B. Schlafstörungen, Verdauungsprobleme) kommen, den es vorher nicht gegeben hat. Der Körper braucht eine gewisse Zeit, die natürliche Produktion der Neurotransmitter wieder hochzufahren.

Verkleinerter Hippocampus

In der biomedizinischen Depressionsforschung wird häufig auf einen Zusammenhang zwischen einem verkleinerten Hippocampus und Depression hingewiesen. Der Hippocampus gehört zum Schläfenlappen des Gehirns und ist ein Teil des sogenannten limbischen Systems. Das limbische System wiederum bildet eine komplexe anatomische Struktur des Gehirns, die unter anderem der Verarbeitung von Emotionen dient und auch bei intellektuellen Leistungen eine Rolle spielt. Dabei ist es mit anderen Bereichen des Gehirns verbunden.

Es wurde wiederholt behauptet, dass der Hippocampus vor allem bei Menschen mit wiederkehrenden Depressionen verkleinert ist. Michael Hengartner, ein Züricher Psychologe und seit vielen Jahren einer der international renommiertesten Depressionsforscher, setzte sich kritisch mit der vorliegenden Fachliteratur zur Bedeutung des Hippocampusvolumens bei Depression auseinander.[10] Zusammengefasst kommt er zu folgenden Ergebnissen: Die Zuverlässigkeit, mit der von der Hippocampusgröße auf einen Fall von wiederkehrender Depression geschlossen werden kann, liegt bei 52,6 Prozent. Vergleichen Sie es mit dem Wurf einer Münze (z. B. »Kopf« für wiederholte Depression, »Zahl« für erstmalige Depression), dabei hätten Sie eine Trefferquote von 50 Prozent. Das heißt: Die Hippocampusgröße sagt kaum mehr aus als der reine Zufall. Wäre ein reduziertes Hippocampusvolumen eine Ursache für Depression, dann müsste dieser Befund aber gleichermaßen auftreten, ob es nun erstmals oder wiederholt zu einer Depression gekommen ist. Darüber hinaus findet sich ein verkleinerter Hippocampus nicht nur bei Depression, sondern auch bei vielen anderen psychischen Störungen (z. B. Schizophrenie, Alkoholabhängigkeit, Alzheimer-Demenz), das kann also alles Mögliche bedeuten.

Es ist möglich und sogar wahrscheinlich, dass das reduzierte Hippocampusvolumen nicht die Ursache, sondern die Folge psychischer Störungen ist. Das Gehirn reagiert nämlich in seiner Anatomie und Funktion auf die Art, wie es benutzt wird. Man nennt dieses Phänomen neuronale Plastizität. Wenn jemand beginnt, das Klavierspielen zu erlernen und täglich stundenlang übt, so werden sich die Areale des Gehirns, die für die Feinmotorik der Finger zuständig sind, vergrößern. Umgekehrt verkleinern sich z. B. die Areale, die für ein Bein zuständig waren, wenn es amputiert wurde.

Depressive Menschen leben anders als Gesunde. So neigen sie dazu, sich sozial zurückzuziehen und passiv zu werden. Dadurch gibt es weniger soziale und emotionale Reize in ihrem Leben. Es ist sehr wahrscheinlich, dass das Gehirn auch darauf plastisch reagiert. Das passt wiederum gut dazu, dass es einen (wenn auch äußerst schwachen) Zusammenhang mit wiederholten Depressionen gibt: Je öfter jemand depressiv ist, desto mehr passt sich sein Gehirn an die depressive Lebensweise an.

Es gibt außerdem sehr klare Hinweise darauf, dass sich ein geringer sozioökonomischer Status durch die damit verbundenen prekären Arbeits- und Lebensbedingungen (z. B. soziale Isolation) auf Struktur und Funktion des Gehirns auswirken können, nicht nur auf den Hippocampus, sondern auch auf zahlreiche andere Regionen.[11] Arbeitslosigkeit, geringe Bildung und andere Bedingungen sind mit einem erhöhten Risiko für Depression verbunden (siehe Kapitel »Soziale Ursachen von Depression«, Seite 49). Die Befunde, die als Hinweis auf ein reduziertes Hippocampusvolumen als Ursache von wiederkehrender Depression interpretiert werden, sind aus klinisch-praktischer Sicht belanglos und darüber hinaus wissenschaftlich keineswegs gesichert, sondern vermutlich ein Fehlschluss. Hier zeigt sich einmal mehr, wie naiv und irreführend die Anwendung des biomedizinischen Krankheitsmodells auf Depression ist.

Genetik

Es wird immer wieder behauptet, dass Depression zumindest teilweise erblich ist. In der Tat berichten depressive Menschen oft, dass Angehörige von ihnen ebenfalls depressiv waren oder sind. Familiäre Häufungen bestimmter Merkmale oder Krankheiten gelten als indirekter Hinweis auf genetische Ursachen. Auch die Zwillingsforschung – also die Untersuchung von ein- oder zweieiigen Zwillingen – liefert indirekte Hinweise auf eine genetische Beteiligung an der Entstehung einer Depression. Wie sicher sind diese Schlussfolgerungen?

Zwei Beispiele für Erblichkeit

Es gibt viele erbliche Merkmale und Erkrankungen. Ein Beispiel für ein erbliches Merkmal ist die rote Haarfarbe. Vermutlich kennen Sie Rothaarige und haben möglicherweise festgestellt, dass deren Familienmitglieder oft ebenfalls rotes Haar haben. Verantwortlich für rotes Haar ist meistens ein Gen, das sich auf Chromosom 16 befindet (Menschen haben üblicherweise 23 Chromosomenpaare, wobei eines der beiden Chromosomen von der Mutter, das andere vom Vater stammt). Rotes Haar wird rezessiv vererbt, das heißt: Wenn das Gen für rotes Haar nur auf einem der beiden Chromosomen sitzt, setzt sich das andere Gen durch und die Haarfarbe ist nicht rot. Also können auch Menschen, die schwarzes, braunes oder blondes Haar haben, ein Gen für Rothaarigkeit tragen. Ein Teil ihrer Kinder wird dann rothaarig, sofern beide Elternteile ein solches Gen beisteuern.

Ein Beispiel für eine Erbkrankheit ist die Chorea Huntington. Diese Erkrankung zerstört nach und nach Teile des Gehirns, die für Muskelsteuerung und bestimmte geistige Funktionen zuständig sind. Zunächst zeigen die Betroffenen Änderungen in ihrem Gefühlsleben (z. B. depressive Zustände oder Enthemmung) und unwillkürliche, unkoordinierte Bewegungen (daher der ältere Name »Veitstanz«). Schreitet der Prozess fort, kommt es zu Demenz und frühem Tod. Auch hier ist bekannt, welches Gen verantwortlich ist, es liegt auf dem Chromosom 4 und ist dominant. Das heißt, jeder Mensch, der dieses Gen auf wenigstens einem der beiden Chromosomen besitzt, wird an Chorea Huntington erkranken.

Ist Depression eine genetische Störung?

Die familiären Häufungen von Depression lassen sich gut damit erklären, dass sich depressive Eltern gegenüber ihren Kindern anders verhalten als gesunde Eltern. Kinder, auch und gerade sehr kleine Kinder, reagieren hochsensibel auf ihre Bezugspersonen. Darauf gehe ich im Kapitel »Psychische Ursachen von Depression« (Seite 57) ausführlich ein.

Die oben bereits erwähnte Methode der Zwillingsforschung entstand im 19. Jahrhundert und wurde von dem genialen britischen Naturforscher Sir Francis Galton (1822–1911) entwickelt, einem Cousin von Charles Darwin. Mit der Zwillingsforschung soll ermittelt werden, zu welchen Anteilen Merkmale entweder genetisch vererbt oder durch spätere Lebenserfahrungen erworben werden. Häufig werden eineiige Zwillinge (100 Prozent genetische Übereinstimmung) mit zweieiigen Zwillingen (50 Prozent Übereinstimmung) verglichen. Bei eineiigen Zwillingen zeigt sich eine höhere Übereinstimmung in der Häufigkeit von Depressionen als bei zweieiigen Zwillingen, was als Hinweis auf eine genetische Veranlagung betrachtet wird.

Wohlgemerkt, die Gene selbst können auch mit der Methode der Zwillingsforschung nicht beobachtet werden, es handelt sich um Schlussfolgerungen: Aus der unterschiedlichen Häufigkeit depressiver Erkrankungen wird auf den Einfluss der Gene geschlossen. Das ist grundsätzlich nicht falsch, aber diese Methode ist auch fehleranfällig. So wurde gezeigt, dass sich Eltern eineiiger Zwillinge bei der Erziehung einheitlicher verhalten als Eltern zweieiiger Zwillinge. Eine körperliche Ähnlichkeit kann im Umfeld höhere Erwartungen an Übereinstimmungen in Persönlichkeit und Verhalten verursachen. Dieser Konformitätsdruck ist bei eineiigen zwangsläufig stärker als bei zweieiigen Zwillingen. Das und andere Faktoren führen dazu, dass die Übereinstimmungen in der Persönlichkeit eineiiger Zwillinge – und damit auch das Risiko, depressiv zu werden – nicht einfach auf die Gene zurückgeführt werden können.

Die Suche nach dem »Depressionsgen«

Die technischen Möglichkeiten der modernen Genforschung erlauben heute einen direkten Blick auf das Erbgut. Bekannt wurde das sogenannte »Human Genome Project«, bei dem es mittlerweile gelungen ist, das menschliche Erbgut komplett zu entschlüsseln. Bei der intensiven Suche nach den genetischen Ursachen für Depression fand ein bestimmtes Gen besondere wissenschaftliche Aufmerksamkeit, und zwar ein auf dem 13. Chromosomenpaar lokalisiertes Gen namens SLC6A4. Dieses Gen bildet ein Protein in der Zellmembran, das für die Entfernung von freigesetztem Serotonin aus dem synaptischen Spalt und somit für die Beendigung der Serotoninwirkung zuständig ist. Man nennt dieses Protein daher »Serotonintransporter«. Es gibt verschiedene Versionen oder Allele dieses Gens (man spricht dann von Polymorphismus), die sich in ihrer Länge unterscheiden und zu unterschiedlich wirksamen Versionen des Serotonintransporters führen.

In ersten Studien zeigte sich, dass Personen, die auf beiden Chromosomen eine kurze Version des Gens tragen, unter belastenden Lebensereignissen schneller depressiv werden als Personen, die auf beiden Chromosomen die Langversion des Gens aufweisen. Personen, die auf dem einen Chromosom eine kurze, auf dem anderen eine lange Version tragen, liegen dazwischen. Das war ein ausgesprochen faszinierendes Forschungsergebnis, auch für mich selbst. Erstens zeigt es in einer bestechenden Weise ein Zusammenspiel zwischen Genen und Umwelteinflüssen – ein Paradebeispiel für ein biopsychosoziales Erklärungsmodell. Zweitens wäre das der lange gesuchte Biomarker für Depression. Drittens erhält dadurch die alte Serotoninhypothese der Depression neuen Aufschwung. Als ich von diesen Ergebnissen hörte, habe ich auch meine Patientinnen und Patienten darüber informiert, z. B. im Rahmen der Depressionsgruppe. Etwas voreilig, wie sich zeigte.

Das Problem ist, dass sich diese Zusammenhänge zwischen Serotonintransporterallelen, Stress und Depression in folgenden wissenschaftlichen Untersuchungen nicht bestätigen ließen. Die Wiederholbarkeit (Replizierbarkeit) eines Forschungsergebnisses ist für den wissenschaftlichen Erkenntnisprozess entscheidend. Ein Forschungsergebnis muss von jedermann jederzeit und überall wiederholt werden können. Das ist der beste Schutz davor, dass ein Ergebnis einfach nur zufällig entstanden und letztlich bedeutungslos ist (die ganze Statistik in der Wissenschaft hat ja vor allem den Zweck, zu entscheiden, mit welcher Wahrscheinlichkeit ein Ergebnis auch durch Zufall entstanden sein kann). Außerdem ist die Replizierbarkeit auch ein Schutz vor Betrug. Ein Ergebnis, das nicht replizierbar ist, ist ungültig. Inzwischen wurde die Hypothese des Serotonintransporters stillschweigend fallen gelassen.[12] Die ersten, in der Öffentlichkeit bejubelten Ergebnisse waren wahrscheinlich nur Zufall.

Abschließend möchte ich noch auf eine weitere große Studie hinweisen, die 2013 von einer internationalen Arbeitsgruppe zur Suche nach genetischen Ursachen von Depression veröffentlicht wurde.[13] Dabei wurde das komplette Genom von tausenden Depressiven und Gesunden verglichen. Das Ergebnis dieser weltweit größten genomweiten Analyse ist ernüchternd: Es war selbst mit diesen gewaltigen Stichproben nicht möglich, gesicherte Ergebnisse zu ermitteln, die auf eine Beteiligung von Genen an Depression hinweisen. Noch komplizierter wird es, wenn man die Epigenetik betrachtet, die sich mit dem »An- oder Ausschalten« einzelner Gene durch Umwelteinflüsse befasst. Aus Platzgründen kann ich hier nicht weiter darauf eingehen.

In der Wissenschaft ist niemals etwas endgültig. Aber der gegenwärtige Stand der Forschung besagt eines recht klar: Die Hypothese, dass es für Depression eine genetische Veranlagung gibt, ist unbewiesen. Selbst wenn es irgendwann gelingen sollte, eine solche genetische Beteiligung nachzuweisen, so ist dieser Einfluss wahrscheinlich so gering, dass er getrost vernachlässigt werden kann. Wichtig sind nachgewiesenermaßen die prägenden Bedingungen, unter denen sich ein Mensch in seiner Kindheit entwickelt hat. Darauf gehe ich in den Kapiteln »Soziale Ursachen von Depression« (Seite 49) und »Psychische Ursachen von Depression« (Seite 57) ein.

An dieser Stelle möchte ich ein bemerkenswertes Fazit zitieren, das der US-amerikanische Psychiater Thomas Insel über seine Tätigkeit als Direktor des National Institute of Mental Health (NIMH) gezogen hat. Das NIMH gehört zum US-Gesundheitsministerium und ist ein auf die biomedizinische Erforschung psychischer Störungen spezialisiertes Zentrum. Es ist die weltweit größte und wichtigste Einrichtung dieser Art. Thomas Insel leitete das NIMH von 2002 bis 2015 und gilt als einer der einflussreichsten Psychiater überhaupt. Er sagte in einem Interview im Jahr 2017:

> — »Ich habe 13 Jahre lang am NIMH intensiv an der Neurowissenschaft und Genetik von psychischen Störungen gearbeitet. Wenn ich darauf zurückblicke, erkenne ich, dass ich zwar erfolgreich darin war, viele wirklich interessante Artikel von renommierten Wissenschaftlern zu veröffentlichen, und das zu ziemlich hohen Kosten – ich denke, 20 Milliarden Dollar –, aber ich glaube nicht, dass wir den Fortschritt in der Verringerung von Suiziden, der Reduzierung von Krankenhausaufenthalten oder der Verbesserung der Genesung für die zig Millionen Menschen mit psychischen Erkrankungen vorangebracht haben. Ich trage dafür die Verantwortung.«[14]

Eine bittere Erkenntnis. Aber ich ziehe meinen Hut vor einem so ehrlichen Wissenschaftler. Ich wünschte mir nur, dass diese Haltung verbreiteter wäre.

Der Glaube an biologische Ursachen schadet

Die Annahme, Depression sei eine körperliche Erkrankung und werde durch genetische Veranlagung, Serotoninmangel etc. verursacht, ist nicht einfach nur ein harmloser Irrtum. Es gibt einige Studien[15], die zeigen, dass derartige Überzeugungen einen ungünstigen Einfluss darauf haben, wie Menschen sich und ihr Gefühlsleben verstehen: Die Möglichkeiten, den eigenen Zustand selbst aktiv verbessern zu können, werden als eher gering eingeschätzt, die Erfolgschancen von Psychotherapie werden pessimistischer beurteilt, stattdessen werden hohe Erwartungen an Antidepressiva gerichtet. Selbst wenn diese keine Wirkungen zeigen, wird daran festgehalten, statt das Medikament abzusetzen, manchmal lebenslang.

Es ist wahrscheinlich, dass der Glaube an biologische Ursachen der Depression dazu führt, die Erkrankung als ein unveränderliches Schicksal zu betrachten, was eine typisch depressive Grundüberzeugung fördert: »Ich bin hilflos, ich kann nichts an meiner Depression ändern.«

Ich habe bei einer Befragung an meinen eigenen Patientinnen und Patienten genau diesen Zusammenhang gefunden: Der Glaube an die Serotoninhypothese hängt mit einer hohen Erwartung an die Wirkung von Antidepressiva und mit einer geringen Erwartung an die Wirkung von Psychotherapie zusammen. Es zeigte sich darüber hinaus, dass die Patientinnen und Patienten mit einer hohen Erwartung an die Wirkung von Antidepressiva viel häufiger ein Antidepressivum einnahmen und dennoch depressiver waren als die Patientinnen und Patienten mit einer geringen Erwartung an Antidepressiva.

Für manche depressive Menschen mag es dennoch verlockend sein, sich lieber an die Vorstellung zu halten, dass die eigene Depression eine körperliche Erkrankung ist. Man muss sich dann nicht mit sich selbst und seinen Lebensproblemen auseinanderzusetzen, z. B. im Rahmen einer Psychotherapie. Ich kann das sehr gut verstehen. Psychotherapie ist kein Spaziergang. Die Hinwendung zu den problematischen Seiten des eigenen Lebens ist oft schmerzlich, und die Vorstellung, aktiv etwas zu verändern, verursacht meistens zunächst einmal Angst. Ich möchte Sie in diesem Buch davon überzeugen, dass es sich dennoch lohnt, diesen Weg zu gehen.

4 Wissenswertes über Antidepressiva

In diesem Kapitel möchte ich Ihnen vorstellen, wie ich selbst zu meiner Position gekommen bin. Meine persönlichen Erfahrungen bei der Behandlung tausender Patientinnen und Patienten in einer mehr als 30-jährigen Tätigkeit in psychiatrischen Kliniken, ein jahrelanges, intensives Studium der wissenschaftlichen Fachliteratur über Antidepressiva inklusive des Austauschs mit anderen Fachleuten und meine eigenen Forschungen, deren Ergebnisse in mehreren Fachzeitschriften nach unabhängiger Prüfung veröffentlicht wurden, haben dazu geführt, dass ich Antidepressiva bei der Behandlung von Depression inzwischen vollständig ablehne.

Mir ist bewusst, dass viele Menschen, die an einer Depression erkrankt sind, ihre Angehörigen, die meisten medizinischen und sogar zahlreiche psychotherapeutische Fachleute eine positive Meinung über Antidepressiva haben und meine Ausführungen daher nicht gern lesen werden. Bitte setzen Sie sich dennoch mit meinen Argumenten auseinander. Seien Sie dabei kritisch, prüfen Sie, lesen Sie nach. Um das zu erleichtern, habe ich in diesem Kapitel relativ viele Verweise auf wissenschaftliche Fachliteratur eingefügt. Diese Arbeiten sind öffentlich zugänglich, meistens auch kostenlos. Sie stammen von Expertinnen und Experten und wurden nach strenger Prüfung in Fachzeitschriften veröffentlicht.

Häufigkeit der Verschreibungen

Üblicherweise werden Beiträge über Antidepressiva mit einigen Angaben über die Häufigkeit der Verschreibungen eingeleitet. Das will ich auch so machen.

HIER MEINE AUSWAHL EINIGER FAKTEN:

- Von 2000 bis 2013 hat sich in Deutschland die verschriebene Tagesmenge an Antidepressiva verdreifacht.
- Die Zahl der Verschreibungen hat sich von 2007 bis 2016 fast verdoppelt und lag im Jahr 2016 bei ca. 14 Millionen Tagesdosen pro Jahr.
- Von 1990 bis 2015 hat sich die Zahl der Verschreibungen sogar nahezu verzehnfacht.
- Sechs Prozent aller Erwerbstätigen nehmen Antidepressiva ein.
- 2015 zahlten allein die gesetzlichen Krankenkassen dafür über 750 Millionen Euro an die Pharmaindustrie.

Es gibt viele weitere leicht zugängliche Informationen[16], die alle darauf hinauslaufen: Antidepressiva werden unfassbar oft verschrieben, und es werden immer mehr. Zugleich hat diese massenhafte Verschreibung von Antidepressiva offenbar keinen Nutzen; die Häufigkeit von Depression ist in der Gesamtbevölkerung nicht zurückgegangen.[17]

Wirkungsweise

Im Kapitel »Biologische Ursachen der Depression« (Seite 18) habe ich bereits dargestellt, dass die Erhöhung der Serotonin- oder Noradrenalinkonzentration im Gehirn kein Wirkfaktor von Antidepressiva sein kann – weil Depression nicht die Folge eines Serotonin- oder Noradrenalinmangels ist.

Auch in der 2022 neu von der Bundesärztekammer und anderen Institutionen herausgegeben Nationalen Versorgungsleitlinie für unipolare Depression heißt es auf S. 66, »[...] dass andere, noch nicht bekannte Mechanismen für die Wirksamkeit der Antidepressiva (mit-)verantwortlich sind«. Diese Aussage ist nicht korrekt, denn der wichtigste Wirkmechanismus der Antidepressiva ist seit langem bekannt und unbestritten – es ist der Placeboeffekt.

In einer Meta-Analyse (das ist eine Auswertung, die anhand der zusammengefassten Daten vieler einzelner Untersuchungen durchgeführt wird) aus dem Jahr 2022 an über 70.000 Patientinnen und Patienten wurde gezeigt, dass lediglich 15 Prozent aller mit einem Antidepressivum behandelten Depressiven eine Wirkung zeigten, die über den Placeboeffekt hinausging.[18] Tatsächlich sind es wahrscheinlich noch weniger. Es ist sogar möglich, dass der gemessene Rückgang der Depression vollständig auf den Placeboeffekt zurückgeführt werden kann. Das liegt an einer Reihe von Fehlern bei der Methodik der Pharmaforschung.

Das möchte ich gern näher erläutern. Dazu ist es erforderlich, in einige Details der Forschungsmethodik einzusteigen.

Methodik der Pharmaforschung

Die Doppelblindstudie ist die Standardmethode zur Untersuchung der Wirksamkeit von Medikamenten. In einer typischen Antidepressiva-Doppelblindstudie werden zwei Patientengruppen miteinander verglichen. Die eine Gruppe erhält das Medikament, die andere eine Placebo-Tablette, die genauso aussieht und schmeckt wie das Medikament. Die Depressivität der Teilnehmerinnen und Teilnehmer wird am Anfang und am Ende der Studie mit bestimmten Verfahren gemessen, und es wird geprüft, inwieweit es während der Studie zu einem Rückgang der Depressivität gekommen ist. Alle Patientinnen und Patienten wissen, dass sie entweder das Medikament oder das Placebo bekommen, sie wissen aber nicht, in welcher Gruppe sie sind (d. h., sie sind diesbezüglich »blind«).

Aber auch die Untersuchenden, die ihnen die Tabletten aushändigen, wissen nicht, ob es sich dabei um das Medikament oder das Placebo handelt (sie sind ebenfalls »blind«, daher der Begriff Doppelblindstudie).

Meistens wird die Schwere der Depression mit der sogenannten Hamilton Depression Rating Scale (HDRS) ermittelt. Das ist ein Fragenkatalog, mit dem 17 typische Depressionssymptome erfasst werden. Jedes Symptom wird, je nach Schweregrad, mit Punkten bewertet, am Ende werden alle Punkte zusammengezählt. Bei 9 bis 16 Punkten geht man von einer leichten, bei 17 bis 24 Punkten von einer mittelgradigen, ab 25 Punkten von einer schweren Depression aus.

In der oben erwähnten Meta-Analyse von Stone und Mitarbeitern besserte sich die Depressivität in der Antidepressiva-Gruppe um 9,8 Punkte auf der HDRS, in der Placebo-Gruppe um 8,0 Punkte.[19] Der Unterschied beträgt also weniger als zwei Punkte. So eine schwache Differenz kann man mit statistischen Berechnungen bei hinreichend großen Patientengruppen feststellen. Aber selbst ein sehr erfahrener Psychiater wäre nicht in der Lage, bei einem einzelnen Patienten Unterschiede im Schweregrad der Depression zu erkennen, die zwei HDRS-Punkten entsprechen.

Der Unterschied zwischen Placebo- und Medikamentenwirkung ist bei Antidepressiva also gering – so gering, dass manche Fachleute allein deswegen Antidepressiva ablehnen. Das ist seit Jahrzehnten bekannt, dennoch wird kaum darüber gesprochen. Die auch unter Befürworterinnen und Befürwortern von Antidepressiva unbestrittene geringe Wirksamkeit von Antidepressiva ist gewissermaßen ein schmutziges kleines Geheimnis der Pharmaindustrie, das gern hinter Fachausdrücken wie »Effektstärke«, »statistische Signifikanz« oder »Number Needed to Treat« (für die Behandlung erforderliche Anzahl) versteckt wird.

Die Macht des Placeboeffekts

Warum der Aufwand mit den Doppelblindstudien? Er ist notwendig, weil die Ergebnisse von Medikamentenstudien sehr stark davon abhängen, welche Wirkung von dem Medikament *erwartet* wird. Erwartet man eine positive Wirkung von einer Tablette, dann wird auch mit hoher Wahrscheinlichkeit eine positive Wirkung eintreten. Erwartung ist ein psychologischer Wirkfaktor, der einen wesentlichen Bestandteil des Placeboeffekts darstellt. Wichtig ist auch, ob man der Person vertraut, von der man die Tablette bekommt. Je höher das Vertrauen, desto stärker der Effekt. Placeboeffekte können überall auftreten und sehr stark sein (nicht nur bei Medikamenten; so wurden z. B. auch in der Chirurgie starke Placeboeffekte nachgewiesen). In der Tat wird die Stärke des Placeboeffekts selbst von Fachleuten meistens unterschätzt.

Der Placeboeffekt – ein Beispiel

Der US-amerikanische Psychiater Walter A. Brown beschreibt den Placeboeffekt in einer Anekdote sehr anschaulich: »Vor einigen Monaten behielt ich nach einer Grippe einen hartnäckigen Husten, der einfach nicht verschwinden wollte. Ich hatte Probleme beim Sprechen und wachte nachts auf. Ich wurde nach einigen Wochen unsicher und begann, mir Sorgen zu machen. Schließlich rief ich meinen Hausarzt an. Schon bei Beginn des Gesprächs fühlte ich mich besser. Er war wie immer aufmerksam, zuversichtlich und souverän. Als er sich meine Beschwerden angehört hatte, sagte er, dass ein anhaltender Husten nach einer Grippe häufig sei und im Laufe der Wochen nach und nach verschwinden würde. Er verschrieb mir ein Hustenmittel und sagte mir, dass ich mich wahrscheinlich nach einer Woche besser fühlen werde; falls nicht, solle ich mich wieder melden. Nach dem Gespräch war mein Husten nicht fort, aber dennoch fühlte ich mich besser. Eine Heilung war möglich; zum ersten Mal seit Wochen hatte ich das Gefühl, etwas tun zu können und dem Husten nicht ausgeliefert zu sein. Ich hustete zwar weiter, aber es belastete mich nicht mehr so, ich dachte nicht mehr so viel darüber nach. In der folgenden Nacht schlief ich besser als seit Wochen. In den nächsten drei Tagen ging der Husten spürbar zurück, nach einer Woche war er weg. Ich weiß nicht, ob das Hustenmittel geholfen hat oder ob der Husten auch von selbst verschwunden wäre. Aber ich weiß, dass die Tatsache, medizinische Hilfe gesucht und bekommen zu haben – mit anderen Worten, die Behandlungssituation –, dazu geführt hat, dass ich mich besser fühlte, weniger belastet, weniger eingeschränkt, hoffnungsvoller. Dieser Nutzen der Behandlung ist der Placeboeffekt. Er ist ein wichtiger Wirkfaktor der Behandlung, und oft ist er der einzige Wirkfaktor.«[20]

Medikamente sollen mehr als den Placeboeffekt bewirken, sie sollen eine pharmakologische Wirkung haben. Mit Doppelblindstudien kann ermittelt werden, welcher Anteil der Wirkung eines Medikaments auf den Placeboeffekt und welcher Anteil auf die pharmakologische Wirkung zurückgeht. Dazu muss sichergestellt werden, dass es keine Verfälschungen durch unterschiedliche Erwartungen geben kann. Ein Patient, der eine Tablette einnimmt und die Information hat, dass es sich um ein wirkungsloses Placebo handelt, wird kaum erwarten, dass sich sein Zustand bessert. Bekommt er die Information, dass es ein neues, wirksames Medikament ist, hat er wahrscheinlich eine hohe Erwartung auf Besserung. Bei den Doppelblindstudien bekommen Teilnehmerinnen und Teilnehmer die Information, dass es vielleicht ein Placebo, vielleicht ein Medikament ist, daher wird ihre Erwartung irgendwo dazwischen liegen, und zwar – und genau darauf kommt es an – gleichermaßen, ob sie nun das Medikament oder das Placebo bekommen. Die rein pharmakologische Wirkung kann darum als die Symptomverbesserung in der Medikamentengruppe abzüglich der Symptomverbesserung in der Placebo-Gruppe berechnet werden. Eine schlaue Methode.

Durchbrechung der Doppelblindbedingung

Das Problem ist nur: Bei Antidepressiva funktioniert die Doppelblindstudie nicht. Das liegt an ihren Nebenwirkungen. Alle Patientinnen und Patienten in einer Studie müssen vorab über mögliche Nebenwirkungen des Medikaments aufgeklärt werden, z. B. Übelkeit, Kopfschmerzen oder Mundtrockenheit. Manche Nebenwirkungen treten häufig auf. Daher ergibt sich oft, dass ein Teilnehmer zwar zunächst wirklich nicht weiß, was in der Tablette ist, die er im Rahmen einer Studie bekommt. Wenn er dann aber eine der Nebenwirkungen bei sich feststellt, kann er sich denken, dass er in der Medikamentengruppe gelandet ist. Dementsprechend wird er größere Erwartungen entwickeln. Größere Erwartungen = stärkerer Placeboeffekt! Das kann in der Placebo-Gruppe nicht passieren, weil Placebos nebenwirkungsfrei sind. Damit ist der Placeboeffekt in der Medikamentengruppe größer als in der Placebo-Gruppe.

Es gibt einige wenige Doppelblindstudien, bei denen »aktive Placebos« eingesetzt wurden. Das sind Substanzen, die nicht gegen Depression wirksam sind, aber Symptome verursachen, die den Nebenwirkungen von Antidepressiva ähneln. Das Ergebnis: Der Unterschied zwischen Antidepressiva und Placebos war noch geringer.[21]

Das heißt, in Doppelblindstudien kann nicht die pharmakologische Wirkung eines Antidepressivums ermittelt werden, weil hier zwei unterschiedlich große Placeboeffekte miteinander verglichen werden. Das ist nicht nur eine theoretische Möglichkeit. Das unbeabsichtigte Durchbrechen der Doppelblindbedingung bei Antidepressivastudien ist in der Fachwelt seit Jahrzehnten bekannt.[22] Es wurde gezeigt, dass dadurch das Ergebnis einer Doppelblindstudie erheblich beeinflusst wird.[23]

Dennoch wird dieses Problem in der Pharmaforschung ignoriert, mit weitreichenden Folgen. So gering der Unterschied zwischen Placebos und Antidepressiva bereits ist (wie erwähnt, durchschnittlich weniger als zwei Punkte auf der HDRS), könnte selbst das immer noch eine Überschätzung der Wirkung der Antidepressiva sein. In der bereits erwähnten riesigen Meta-Analyse von 2022 heißt es: »Wir können die Möglichkeit nicht vollständig ausschließen, dass die Wirkung der Medikamente [gemeint ist der Unterschied zwischen Antidepressiva und Placebos] durch das unbeabsichtigte Durchbrechen der Doppelblindbedingung verursacht wird«.[24] Dieser einfache Satz ist im Grunde eine Bankrotterklärung.

Es gibt noch weitere Probleme, durch welche die Aussagekraft der Pharmastudien weiter geschwächt wird, von denen ich hier nur zwei erwähnen will.

Der Wash-out-Effekt

Patientinnen und Patienten, die sich zur Teilnahme an einer Doppelblindstudie bereiterklären, nehmen vorher oft andere Antidepressiva ein, die sie eine oder zwei Wochen vor Beginn der Studie absetzen müssen. Man nennt das »Wash-out-Phase«. Es kommt dabei sehr häufig zu Entzugssymptomen, die über die Wash-out-Phase hinaus anhalten und leicht mit Symptomen einer Depression verwechselt werden können (z. B. Stimmungsschwankungen, Schlafstörungen) Wenn Patientinnen und Patienten mit Entzugssymptomen bei Eintritt in die Studie in der Gruppe landen, die das Medikament bekommt (häufig eine Substanz, die chemisch ihrem früher eingenommenen Antidepressivum ähnelt), können die Entzugssymptome schnell abklingen, was mit einem Rückgang der Depression verwechselt wird. Diejenigen, die in der Placebo-Gruppe landen, leiden weiterhin unter Entzugssymptomen. Daraus ergibt sich eine systematische Verfälschung der Ergebnisse zugunsten des Medikaments.[25]

Die Publikationstendenz

Bei den von der Pharmaindustrie durchgeführten oder beeinflussten Studien werden oft nur die Ergebnisse veröffentlicht (oft mehrmals), die auf einen Vorteil des eigenen Produkts hinweisen, während die unerwünschten Ergebnisse zurückgehalten werden. Es handelt sich somit um Pseudoforschung, die Marketingzwecken untergeordnet ist. Das ist allgemein bekannt und wird mit dem Begriff »Publikationstendenz« bezeichnet. Das Wort »Tendenz« ist in meinen Augen eine Verharmlosung. Aus wissenschaftlicher Sicht ist das Zurückhalten unerwünschter Ergebnisse eine Todsünde. Wissenschaftlerinnen und Wissenschaftler, denen so etwas nachgewiesen wird, sind erledigt. Ihre Karriere ist beendet, und zwar zu Recht.

Bei der Pharmaindustrie wird dieses Vorgehen leider hingenommen. Allerdings gibt es Bemühungen, die Auswirkungen der Täuschung zu begrenzen: So müssen alle Studien vor Beginn in Registern angemeldet werden. Die Ergebnisse müssen nach Abschluss der Studien auf Wunsch vorgelegt werden, auch wenn sie unveröffentlicht sind, um z. B. bei Meta-Analysen Berücksichtigung zu finden (eine Meta-Analyse, die sich allein auf veröffentlichte Ergebnisse bezieht, ist fast wertlos). Durch die Einführung der Studienregister ist das Problem geringer geworden, aber es wirkt sich immer noch verfälschend zugunsten der Antidepressiva aus.[26]

Durchbrechung der Doppelblindbedingung, unkontrollierte Entzugssymptome, Publikationsbetrug – alles führt zu einer Überschätzung der Antidepressiva. Es ist, als »finde« man Ostereier, die man vorher selbst versteckt hat. Es ist keineswegs so, dass ich Ihnen hier von spektakulären Entdeckungen berichte, die ich in mühsamen investigativen Recherchen gemacht habe. Das alles wurde oft beschrieben und ist allgemein bekannt. Es wird nur ignoriert. Dafür gibt es natürlich Gründe.

Finanzielle Interessenkonflikte

Wie im Kapitel »Zwei Erklärungsansätze für Krankheiten« (Seite 12) erwähnt, ist die moderne Psychiatrie eng mit der Pharmaindustrie verflochten. Der renommierte kanadische Medizinhistoriker Edward Shorter beschrieb diese fatale Entwicklung und fand dabei drastische Worte: »Die Industrie hat das Feld erobert und viele Kollegen von reflektierenden Klinikern in Handlanger verwandelt. [...] Der toxische Begriff ›Key Opinion Leaders‹ [sinngemäß: führende Meinungsmacher] charakterisierte viele der prominentesten Persönlichkeiten des Feldes als Verräter [mit der Folge der] Zerstörung der intellektuellen Autonomie des Feldes nach der Invasion der Pharmaindustrie.«[27]

Seit Jahren kritisieren viele namhafte Psychiaterinnen und Psychiater diese Abhängigkeit der Psychiatrie, ohne dass sich daran etwas geändert hätte. So schrieb einer der international führenden Depressionsforscher, der italienische Psychiater Giovanni Fava: »Die Interessen der Konzerne haben sich mit der akademischen Medizin vereint, um eine ungesunde Allianz zu schaffen, die sich gegen eine objektive Berichterstattung klinischer Forschung richtet (Zensur), Treffen und Symposien mit dem spezifischen Ziel organisiert, die Teilnehmer an die Sponsoren zu verkaufen (Meinungsmanipulation), ihre verschwenderischen Experten in führende Positionen in Zeitschriften, medizinischen Vereinigungen und gemeinnützigen Forschungsorganisationen bringt (unter Verwendung der Public-Relations-Industrie) und angemessene Vergeltungsmaßnahmen gegen Abweichler ergreift (Dissidentenkulturen marginalisiert)«.[28]

Deutlicher geht es eigentlich nicht. Die meisten Entscheidungsträgerinnen und -träger in der Psychiatrie nehmen Geld oder geldwerte Leistungen von der Pharmaindustrie an und stehen damit in Interessenkonflikten, wie sie übrigens selbst öffentlich zugeben. Auch auf gesundheitspolitischer Ebene ist die Macht der Pharmaindustrie immens, selbst Bundesministerien kommen nicht dagegen an – sofern es dort überhaupt den politischen Willen gibt, dem Einfluss der Pharmalobby etwas entgegenzusetzen. Ich empfehle den mehrfach ausgezeichneten Dokumentarfilm »Das Pharmakartell« von Christian Esser und Astrid Randerath aus dem Jahr 2008.[29] Darin wird u.a. Horst Seehofer nach seinen Erfahrungen als Bundesgesundheitsminister (1992–1998) befragt. Sein Eingeständnis, dass wesentliche gesundheitspolitische Entscheidungen in Deutschland von der Pharmaindustrie gesteuert werden, ist niederschmetternd.

Die Stiftung Deutsche Depressionshilfe und ihr Vorsitzender, der Psychiater Ulrich Hegerl, sind ausgesprochene Verfechter eines biomedizinischen Modells der Depression. Obwohl die Stiftung den Anspruch erhebt, unabhängig und gemeinnützig zu sein, hat ihr langjähriger Vorsitzender Hegerl finanzielle Verbindungen zur Pharmaindustrie. In einer Publikation von 2013 setzt er sich für den Einsatz von Antidepressiva auch bei leichten Formen der Depression ein – selbst in der heutigen Psychiatrie ist das eine Extremposition. Dabei weist er ausdrücklich auf seine Interessenkonflikte durch Beziehungen zu vielen Pharmakonzernen hin (Lilly, Lundbeck, Nycomed, Takeda, Bristol-Myers Squibb, Wyeth)![30]

Die Aufdeckung der eigenen finanziellen Interessenkonflikte bei der Abfassung wissenschaftlicher Texte ist seit einigen Jahren vorgeschrieben (man nennt das »Disclosures«). Allerdings verliert ein Interessenkonflikt nicht seine Wirkung, bloß weil er aufgedeckt wird. Finanzielle Interessenkonflikte sind problematisch, weil sie dazu führen, dass Entscheidungen möglicherweise ganz oder teilweise nicht im Interesse des Patientenwohls, sondern im Interesse der Geldgebenden getroffen werden. Interessenkonflikte sind weit verbreitet und leider nicht verboten, darum darf man nicht von Korruption sprechen.

Ich halte diese Praxis für ein schwerwiegendes ethisches und erkenntnistheoretisches Problem und bin sehr froh darüber, dass es namhafte Psychiaterinnen und Psychiater wie Giovanni Fava gibt, die das ebenfalls kritisch sehen.

Pharmakologische Wirkungen von Antidepressiva

Man kann Depressionen nicht mit Antidepressiva heilen. Daher ist bereits die Bezeichnung »Antidepressivum« irreführend. Dennoch haben Antidepressiva unabhängig vom Placeboeffekt einige wichtige pharmakologische Auswirkungen auf seelische Funktionen, die depressive Symptome überdecken können (zumindest solange die Medikamente eingenommen werden), aber auch erhebliche Nachteile haben können.

DIE AUFPUTSCHENDE WIRKUNG vieler Antidepressiva, vor allem SSRIs, kann eine Antriebsminderung überdecken. (In der Marketingsprache wird natürlich nicht von Aufputschen gesprochen, sondern von »Antriebssteigerung«, das klingt besser.) Die Antriebsminderung ist – Sie haben es bereits im Kapitel »Was ist ›Depression‹« (Seite 8) gelesen – in der ICD-10 ein Leitsymptom der Depression. Es handelt sich dabei vor allem um eine Folge des depressiven Denkens. Wer ein negatives Selbstbild hat, von anderen Menschen nur Zurückweisungen erwartet, sich ohnmächtig fühlt und sich nicht mehr vorstellen kann, dass sich daran jemals etwas ändert, findet im Zustand der Depression einfach keinen Grund, soziale Kontakte zu pflegen, Hobbys nachzugehen oder auch nur morgens aufzustehen. Daran ändert ein Antidepressivum gar nichts. Deswegen habe ich von einer Überdeckung des Symptoms gesprochen. Man hält es sozusagen im Bett nicht mehr aus. Diese aufputschende Wirkung kann als unangenehm erlebt werden (z. B. wegen innerer Unruhe, Rastlosigkeit). Viel gravierender ist, dass diese aufputschende Wirkung – die eben nichts mit einem Symptomrückgang zu tun hat – zu einem erhöhten Selbstmordrisiko führen kann.[31]

MANCHE ANTIDEPRESSIVA MACHEN MÜDE (Marketingsprache: »wirken sedierend«), vor allem TZA, und können so Schlafstörungen überdecken. Schlafstörungen bei Depression haben ebenfalls häufig mit depressivem Denken zu tun. Viele Depressive können nicht schlafen, weil sie stundenlang grübeln, sich z. B. künftige Katastrophen ausmalen oder an frühere Misserfolge ihres Lebens denken. Ein Antidepressivum kann das Einschlafen erleichtern, es führt aber häufig auch zu einer während des Tages anhaltenden Schläfrigkeit.[32]

DIE ABSTUMPFUNG ALLER GEFÜHLE (Marketingsprache: »Affektdistanzierung«) ist ebenfalls eine häufige Wirkung von Antidepressiva.[33] Es mag kurzfristig entlastend sein, Verzweiflung, Hoffnungslosigkeit oder Angst nicht mehr so stark zu spüren. Das darf aber nicht mit einem Rückgang der Depression verwechselt werden. Für mich als Psychotherapeut ist es außerdem fragwürdig, so mit Gefühlen umzugehen. Alle Gefühle, auch Angst, Traurigkeit oder Wut sind wichtig, es kann sogar Voraussetzung für den Erfolg einer Psychotherapie sein, derartige Gefühle wahrzunehmen und sich damit auseinanderzusetzen. Betroffen von der Abstumpfung ist außerdem das gesamte Spektrum der Gefühle, also auch z. B. Freude und Anteilnahme. Ein großer Teil der Patientinnen und Patienten, die ich behandelt habe, litt unter der durch Antidepressiva verursachten Abstumpfung, und ich habe schon sehr oft nach dem Absetzen eines Antidepressivums – ohne danach gefragt zu haben – Sätze der Erleichterung gehört wie: »Endlich kann ich wieder weinen«, »Ich empfinde wieder etwas für andere Menschen« oder »Ich habe mich nach langer Zeit wieder gefreut, als ich mein Enkelkind gesehen habe«.

Nebenwirkungen

Die verschiedenen Arten und Gruppen der Antidepressiva können unterschiedliche Nebenwirkungen haben. Bitte informieren Sie sich über die Nebenwirkungen eines bestimmten Medikaments auf dem Beipackzettel. Die Hersteller sind gesetzlich verpflichtet, darin alle Nebenwirkungen aufzuführen. Es gibt auch sehr gute Bücher zu diesem Thema. An dieser Stelle soll nur eine allgemeine Übersicht erfolgen.

Zu den häufigsten Nebenwirkungen von SSRIs gehören Übelkeit, Durchfall, Erbrechen, Unruhe, Schlafstörungen, Schwitzen und sexuelle Funktionsstörungen. Typische Nebenwirkungen von TZA sind Mundtrockenheit, Verstopfung, Sehstörungen, Blutdruckschwankungen, Gewichtszunahme und ebenfalls Schlafstörungen und sexuelle Funktionsstörungen. Es gibt noch viele weitere mögliche Nebenwirkungen. Auch Antidepressiva anderer Substanzgruppen sind mit vergleichbaren Nebenwirkungen verbunden. Überdies gibt es Fälle, in denen Nebenwirkungen wie sexuelle Funktionsstörungen auch nach Absetzen des Medikaments nicht mehr verschwinden.[34] Andere Untersuchungen weisen darauf hin, dass das Rückfallrisiko für Depression durch Antidepressiva erhöht wird. Langzeitstudien, bei denen Krankheitsverläufe über einen Zeitraum von bis zu 30 Jahren untersucht wurden, zeigen, dass Depressive, die ein Antidepressivum einnehmen, eine schlechtere Prognose haben als diejenigen, die das nicht tun.[35]

Neuroplastizitätshypothese

Seit Jahren wird auf der Suche nach biomedizinischen Wirkfaktoren die Behauptung aufgestellt, dass die Antidepressiva ihre Wirkung über eine Verbesserung des Wachstums der Synapsen (das sind die Verbindungen zwischen den Nervenzellen) entfalten. Man spricht von der neuronalen bzw. synaptischen Plastizität. Dies geschehe dadurch, dass die Medikamente auf einen sogenannten Wachstumsfaktor im Gehirn einwirken, ein Protein namens Brain-Derived Neurotrophic Factor (BDNF). Tierversuche mit Mäusen zeigen, dass BDNF beim Schutz bereits vorhandener und beim Wachstum neuer Nervenzellen und Synapsen beteiligt ist. Antidepressiva wirken offenbar auf BDNF ein und könnten demnach über eine Verbesserung der neuronalen Plastizität ihre positive Wirkung entfalten. Dadurch sei das Gehirn eines depressiven Menschen besser in der Lage, neue, positive Informationen aus der Umwelt oder bei Psychotherapien aufzunehmen und sich von dem depressiven Zustand zu erholen.

Auch bei dieser Hypothese wird vorausgesetzt, dass Antidepressiva eine heilsame Wirkung auf Depression haben, die über den Placeboeffekt hinausgeht. Wie schon erwähnt, wäre diese Wirkung selbst im besten Fall so schwach, dass sie klinisch von geringer Bedeutung ist und von den oben beschriebenen Nachteilen aufgewogen wird. Aufgrund der groben methodischen Fehler bei den Doppelblindstudien kann man sogar annehmen, dass Antidepressiva einfach nur Placebos mit Nebenwirkungen sind.[36] Das heißt, es gibt gar keine nützliche Wirkung, für die man eine Erklärung finden muss.

Die Neuroplastizitätshypothese dient meines Erachtens vor allem der Aufrechterhaltung des biomedizinischen Erklärungsmodells der Depression. Dahinter kann man das Legitimationsproblem der Pharmaindustrie erahnen: Da sich die Serotoninhypothese immer schlechter »verkaufen« lässt, wird dringend eine neue Erzählung gesucht, um die weitere Verwendung von Antidepressiva zu begründen. Misstrauisch macht allein schon der überschwängliche Jubel, von dem neue Publikationen zu diesem Thema zuweilen begleitet werden. Spekulationen werden wie wissenschaftlich gesicherte Erkenntnisse präsentiert.

Nähme man die Neuroplastizitätshypothese ernst, müsste man umgehend fordern, dass Antidepressiva niemals ohne Psychotherapie angewendet werden dürfen. Denn eine verbesserte Lernfähigkeit durch die Erhöhung der synaptischen Plastizität wäre keineswegs nur auf neue, positive Erfahrungen beschränkt, wie sie in einer Psychotherapie vermittelt werden, sondern auf sämtliche Erfahrungen. Die typische Lebenssituation depressiver Menschen und die Eigendynamik der Depression bringen es mit sich, dass die Betroffenen täglich überwiegend negative Erfahrungen machen (Stichwort »Abwärtsspirale«; siehe Kapitel »Soziale Ursachen von Depressionen«, Seite 49, und »Psychische Ursachen von Depressionen«, Seite 57). Ohne die Vermittlung positiver Erfahrungen in einer Psychotherapie müssten sich diese negativen Erfahrungen durch Antidepressiva umso stärker synaptisch einprägen. Die Depression könnte dann langfristig durch Antidepressiva sogar noch verstärkt werden und schwerer zu behandeln sein.

Vor allem aber gibt es keine Hinweise darauf, dass Psychotherapie durch Antidepressiva wirksamer ist, was endgültig gegen die Neuroplastizitätshypothese spricht. Genauso wurde bereits im Rahmen der Serotoninhypothese argumentiert. Diese Mär wurde nun auf die Neuroplastizitätshypothese übertragen, wird dadurch aber nicht wahrer. Darauf gehe ich im nächsten Kapitel ein (Seite 44).

Psychotherapie und Antidepressiva

Der Nutzen von Antidepressiva bei der Behandlung einer Depression ist gering und geht wenig über den Placeboeffekt hinaus – wenn überhaupt. Die Wirkung hält überdies nur an, solange das Medikament eingenommen wird. Diesem begrenzten Nutzen stehen zahlreiche schädliche Nebenwirkungen gegenüber.

Die Psychotherapie hingegen, insbesondere die Verhaltenstherapie, hat ihre Wirksamkeit zweifelsfrei erwiesen. In der genannten Nationalen Versorgungsleitlinie wird empfohlen, bei schweren Formen der Depression sowohl Psychotherapie als auch Antidepressiva einzusetzen.

Oft wird auch, wie schon erwähnt, behauptet, dass Antidepressiva für viele Betroffene notwendig seien, um sie überhaupt »psychotherapiefähig« zu machen. Das klingt zwar irgendwie plausibel, aber man muss große Zweifel daran haben. Eine weitere Meta-Analyse aus dem Jahr 2023 mit den Daten von über 52000 depressiven Patientinnen und Patienten (fast alle in ambulanter Behandlung) ergab, dass sowohl Psychotherapie als auch Antidepressiva kurzfristig zu einem Rückgang depressiver Symptome führten. Sechs bis zwölf Monate nach dem Ende der Behandlung war Psychotherapie den Antidepressiva überlegen. Wichtig ist hier vor allem folgendes Ergebnis: Die Kombination von Psychotherapie und Antidepressiva war nicht wirksamer als Psychotherapie allein.[37] Mit anderen Worten: Wer wegen einer Depression in eine Psychotherapie geht, hat keinen Nutzen von einem zusätzlichen Antidepressivum, muss jedoch mit den genannten Nebenwirkungen rechnen.

Ich habe dasselbe Ergebnis in einer eigenen Studie an fast tausend Patientinnen und Patienten in vollstationärer Behandlung gefunden.[38] Patientinnen und Patienten, deren Depression zu schwer ist, als dass eine ambulante Behandlung ausreicht, kommen wahrscheinlich früher oder später in stationäre Behandlung. Die meisten nehmen zu diesem Zeitpunkt bereits ein Antidepressivum ein, das ihnen kaum oder gar nicht geholfen hat. Ich habe am Ende des Kapitels »Der Glaube an biologische Ursachen schadet« (Seite 29) beschrieben, dass die Einnahme eines Antidepressivums und der Glaube an eine biologische Ursache der Depression eher ungünstig für den Einstieg in Psychotherapie ist.

Aus meiner Sicht ist ein wesentlicher Grund für die häufige Verschreibung von Antidepressiva, dass es zu wenige Psychotherapieplätze gibt. Gerade im ländlichen Bereich muss man mit Wartezeiten von einem Jahr oder länger rechnen. Ärztinnen und Ärzte schicken ihre Patientinnen und Patienten nicht gern ohne Hilfe fort, und das Ausstellen eines Rezepts ist eben auch eine Form von Hilfe (siehe auch »Die Macht des Placeboeffekts«, Seite 33).

Zur Wahrheit gehört aber auch, dass diese Versorgungssituation die Folge jahrzehntelanger gesundheitspolitischer Entscheidungen ist, die unter dem starken Einfluss der Pharmalobby getroffen wurden. Es hat übrigens nichts damit zu tun, dass Antidepressiva unterm Strich kostengünstiger seien als Psychotherapie. Das Gegenteil ist der Fall.[39] Und so günstig sind Antidepressiva auch nicht. Die Kosten für die Entwicklung eines einzigen neuen Medikaments werden auf durchschnittlich fast eine Milliarde US-Dollar geschätzt.[40] Diese Investitionen werden der Pharmaindustrie natürlich über die Rezepte von den Krankenkassen erstattet, die Medikamente werden also mit den Mitgliedsbeiträgen finanziert.

Absetzen von Antidepressiva

In den letzten Jahren wird vermehrt darauf hingewiesen, dass Antidepressiva verordnet, dann aber nicht mehr abgesetzt werden. Oft wird das Absetzen schon im Medizinstudium nur unzureichend vermittelt. Ich habe sehr viele Patientinnen und Patienten kennengelernt, die über Jahre oder gar Jahrzehnte Antidepressiva eingenommen haben, obwohl sie immer wieder – manchmal sogar durchgehend – depressiv waren. Häufig sind die Absetzversuche an Entzugssymptomen gescheitert, die beim Absetzen auftreten können (Marketingsprache: »Absetzeffekte«) und die manchmal so schwerwiegend sind, dass das Medikament dann doch weiter genommen wird. Außerdem können – ich erwähnte es bereits – viele Entzugssymptome leicht mit Symptomen einer Depression verwechselt werden (z. B. gedrückte Stimmung, Angstzustände, Reizbarkeit, Erschöpfung, Schlafstörungen), sodass der falsche Schluss gezogen wird, die Depression kehre wegen des Absetzens zurück und das Antidepressivum sei weiterhin notwendig.

Ich kann das aus meiner beruflichen Erfahrung nicht bestätigen, ganz im Gegenteil. Ich habe Hunderte von Patientinnen und Patienten während der vollstationären Behandlung einer schweren Depression beim Absetzen des Antidepressivums begleitet. Die Behandlungen verliefen mindestens genauso gut wie bei Betroffenen, die das Antidepressivum weiterhin einnahmen (siehe Kapitel »Langzeitstudie auf unserer Station«, Seite 133).

Abschließend ein wichtiger Hinweis: Wenn Sie selbst ein Antidepressivum einnehmen und es absetzen wollen, so machen Sie das bitte nicht auf eigene Faust, sondern suchen Sie sich die Unterstützung einer Ärztin oder eines Arztes, die oder der Sie bei diesem Weg ermutigt. Wenn es zu Entzugssymptomen kommt, dann machen Sie sich bewusst, dass sie auch wieder abklingen. Manchmal geht das schnell, manchmal dauert es mehrere Monate. Lassen Sie Ihrem Körper Zeit, sich umzustellen, haben Sie Geduld.

Abhängigkeit der Psychiatrie von Antidepressiva

Ich möchte vorweg ausdrücklich betonen, dass Psychiaterinnen und Psychiater hohe Fachkompetenzen haben und in vielen Feldern ihres Berufs wertvolle und oftmals auch schwere Arbeit leisten. Ich habe auch Psychiaterinnen und Psychiater mit großer psychotherapeutischer Kompetenz kennengelernt. Manche von ihnen sind namhaft, andere stehen nicht in der Öffentlichkeit, aber alle haben meinen Respekt. Nur dominieren sie leider nicht die Psychiatrie, sie stehen außerhalb des biomedizinischen Mainstreams. Meine Kritik bezieht sich auf die Behandlung von Depression in der Mainstream-Psychiatrie.

Vor einiger Zeit diskutierte ich mit einer Kollegin, einer erfahrenen Fachärztin für Psychiatrie und Psychotherapie, über Antidepressiva. Sie arbeitet als Oberärztin und behandelt tagtäglich auch depressive Patientinnen und Patienten. Meinen Argumenten gegen Antidepressiva, wie ich sie in diesem Kapitel zusammengefasst habe, hatte sie nichts entgegenzusetzen. Das bereitete ihr sichtlich Unbehagen. Irgendwann sprach sie einen wichtigen Satz aus: »Wenn ich bei der Behandlung von Depression keine Antidepressiva einsetzen dürfte, würde ich mich wie ein Zimmermann fühlen, dem man seinen Hammer wegnimmt.« Das war ein Offenbarungseid, der sehr viel über den heutigen Zustand der Psychiatrie aussagt. Ohne Antidepressiva würden sich viele Psychiaterinnen und Psychiater gegenüber depressiven Patientinnen und Patienten einfach hilflos fühlen.

Die im Kapitel »Zwei Erklärungsansätze für Krankheiten« (Seite 12) beschriebene biomedizinische Wende der Psychiatrie hat dazu geführt, dass die psychosozialen Aspekte seelischer Störungen nur noch eingeschränkt wahrgenommen werden und bei der Behandlung kaum noch Berücksichtigung finden. Die jahrzehntelange massive Einflussnahme durch die Pharmaindustrie hat das Fach in weiten Teilen geschwächt.

Dass weitreichende Entscheidungen in der Psychiatrie von Fachleuten getroffen werden, die in finanziellen Interessenkonflikten stehen, ist allgemein bekannt, nur regt sich kaum jemand darüber auf. Der bereits erwähnte Giovanni Fava spricht in diesem Zusammenhang schon lange von einer »intellektuellen Krise« der Psychiatrie.[41] »Intellektuelle Krise« – das ist eine höfliche Formulierung für Verdummung. Fava weist auf Untersuchungen hin, die belegen, dass Psychiaterinnen und Psychiater keine besondere fachärztliche Kompetenz bei der Behandlung von Depression haben: »Die Ergebnisse zeigen, dass der durchschnittliche depressive Patient bei einem psychiatrischen Facharzt keine besseren Chancen hat, gesund zu werden und zu bleiben, als bei seinem Hausarzt.«[42] Das ist ein Armutszeugnis für die Psychiatrie. Das Ausstellen eines Rezepts für ein Antidepressivum erfordert keine speziellen Fachkenntnisse. Darüber hinaus hat die Psychiatrie bei der Behandlung von Depression derzeit offenbar nichts Hilfreiches zu bieten.

Ärztlicher Druck

Leider kommt es viel zu oft vor, dass auf depressive Patientinnen und Patienten Druck ausgeübt wird, ein Antidepressivum einzunehmen. In einem mir bekannten Fall soll ein Chefarzt die Aufnahme in seiner Klinik von der Bereitschaft zur Einnahme von Antidepressiva abhängig gemacht haben. In einer laufenden Studie befrage ich Patientinnen und Patienten sechs Monate nach der Entlassung aus der stationären Behandlung, ob sie schon einmal unter Druck gesetzt wurden, ein Antidepressivum einzunehmen, obwohl sie es nicht wollten. Zum Zeitpunkt des Schreibens dieses Buches haben 96 Patientinnen und Patienten geantwortet. Davon haben 33 die Frage mit »ja« beantwortet. Fast immer sei der Druck von ärztlicher Seite ausgeübt worden. Von diesen 33 Patientinnen und Patienten haben 16 dann auch wirklich ein Antidepressivum eingenommen, obwohl sie es nicht wollten, also fast die Hälfte. Die Fallzahl ist zwar noch gering, aber solche Fälle wurden mir von Patientinnen und Patienten in den letzten Jahren häufig zugetragen. Das ist ethisch nicht vertretbar, ob man nun an Antidepressiva glaubt oder nicht.

In einer Studie aus dem Jahr 2010 wurden 515 Psychiaterinnen und Psychiater nach Ihren Behandlungen befragt.[43] Dabei wurde deutlich, dass sie sich eng an den offiziellen Leitlinien orientierten und z. B. bei der Behandlung von Depression dementsprechend häufig Antidepressiva verschrieben. Es wurde aber noch eine weitere Frage gestellt, nämlich danach, was sie machen würden, wenn sie selbst an einer vergleichbaren psychischen Störung erkranken würden. Es zeigte sich, dass die Psychiaterinnen und Psychiater wesentlich seltener Antidepressiva einnehmen würden, wenn sie selbst betroffen wären.

Das ist bemerkenswert. Ein Grund könnte sein, dass manche Psychiaterinnen und Psychiater doch nicht so ganz überzeugt von Antidepressiva sind, aber einfach Angst davor haben, von den Leitlinien abzuweichen: Sollte es dabei zu Komplikationen kommen, wären sie juristisch angreifbar. Es ist gar nicht so selten, dass Ärztinnen und Ärzte angezeigt werden. Das ist immer eine erhebliche Belastung, und ich kann sehr gut verstehen, dass man sich davor schützen will. Am besten ist es, wenn Patientinnen und Patienten mündig sind, klar sagen, was sie wollen und was nicht, und damit selbst die Verantwortung übernehmen.

5 Soziale Ursachen von Depression

Depression hängt – wie alle seelischen Störungen – meistens auch mit den sozialen und sozioökonomischen Bedingungen zusammen, in denen die Betroffenen leben. Ich will das am Beispiel von Ludwig erläutern.

Beispiel für soziale/sozioökonomische Ursachen

Ludwig, ein Patient meiner Station, ist Ingenieur und 52 Jahre alt, verheiratet, hat einen erwachsenen Sohn. Ludwig hat sein ganzes Leben lang gearbeitet. Es war ihm immer wichtig, gute Leistungen zu erbringen. Das gelang ihm auch, er war erfolgreich, stieg die Karriereleiter hinauf und übernahm Leitungsfunktionen. Vor fünf Jahren wurde der Betrieb, in dem er 15 Jahre lang gearbeitet hat, von einem Konzern übernommen und umstrukturiert. Die von ihm geleitete Abteilung war in der neuen Betriebsstruktur überflüssig und wurde aufgelöst, ihm wurde gekündigt.

Zwar fand Ludwig aufgrund seiner Qualifikationen schnell einen neuen Arbeitsplatz, jedoch saß ihm der unverschuldete Verlust seiner vorherigen Stelle tief »in den Knochen«. Er nahm sich vor, dass ihm so etwas nie wieder passieren dürfe, und arbeitete noch härter als vorher. Zwar hatte er mehr Aufgaben, aber er bewältigte alles. Die Menge an Arbeit nahm im Laufe der Zeit durch neue Auf-

träge und den Ausfall eines Kollegen zu. Er übernahm alle neuen Aufgaben bereitwillig und tat sein Möglichstes. Er machte Überstunden, er ging auch an den Wochenenden in sein Büro, um Dinge abzuarbeiten, die in der Woche liegen geblieben waren.

Ludwig konnte sich in seiner Freizeit immer schlechter erholen und schlief schlecht. Seine Ehe war belastet, weil er oft gereizt war. Er begann, Alkohol zu trinken, um sich zu entspannen und einzuschlafen. Nach einigen Monaten war er alkoholabhängig und schließlich nicht mehr arbeitsfähig. Er machte eine stationäre Entzugsbehandlung und kam schließlich mit der Diagnose einer Depression zu uns. Meine Standardfrage »Was können wir für Sie tun?« beantwortete Ludwig so: »Bitte helfen Sie mir dabei, dass ich es wieder schaffe, meine Arbeit zu erledigen.«

Ludwigs Geschichte ist ein Beispiel dafür, dass manche Menschen depressiv werden, weil sie in einem ausbeuterischen Arbeitsverhältnis stehen, in dem sie immer mehr Leistung in immer weniger Zeit erbringen sollen. Sie versuchen, die Anforderungen zu erfüllen, selbst wenn es aussichtslos ist, das jemals zu schaffen. Sie stehen dadurch unter wachsendem Druck, sind zunehmend überfordert und werden irgendwann depressiv. Diese Menschen haben oft eine ausgeprägte Leistungsorientierung. Sie ignorieren Frühwarnzeichen, weil sie ihre Überforderung als bedrohliche Schwäche erleben, und versuchen, umso mehr zu leisten.

Der Wunsch von Ludwig, den Anforderungen an seinem Arbeitsplatz zu genügen, ist nachvollziehbar. Immerhin hat er lange Zeit erfolgreich gearbeitet, er möchte diesen Zustand wieder erreichen. Ludwig sieht seine Erkrankung als Versagen. Er glaubt, dass er die geforderten Leistungen erbringen kann, wenn er mit Hilfe der Psychotherapie nur hart genug an sich arbeitet und so seine Leistungsfähigkeit erhöht. Das ist ein Irrweg, weil er die Entwicklung, die zu der Depression geführt hat, auf ein persönliches Problem reduziert und alle äußeren Faktoren ausblendet. Er betrachtet sich wie eine der Maschinen, mit denen er arbeitet, die optimiert werden muss – aber er ist eben keine Maschine.

Problem »Positive Psychologie«

Es gibt allerdings eine Therapieform, bei der diese Sichtweise sogar gefördert wird. Ich spreche von der sogenannten Positiven Psychologie. Hier hat der Begriff »Resilienz« eine zentrale Bedeutung. Hintergrund ist die Beobachtung, dass nicht alle Menschen, die z. B. eine traumatisierende Erfahrung gemacht haben, dauerhaft oder überhaupt krank werden. Es gibt Menschen, die Belastungen und Traumatisierungen besser ertragen oder überwinden können als andere. Das ist mit Resilienz gemeint: Die Fähigkeit, auch unter widrigen Bedingungen weiter funktionsfähig zu bleiben und sich von schlimmen Erlebnissen schnell zu erholen.

Die Positive Psychologie hat das Ziel, die Ursachen von Resilienz zu verstehen und bei Menschen, deren Resilienz zu gering ist, diese zu fördern. Das klingt zunächst einleuchtend. Bei näherer Betrachtung ist es jedoch kritisch zu sehen, weil darin die gleiche Verkürzung wie in Ludwigs Wunsch an die Psychotherapie steckt.

Jedoch ist das bei der Positiven Psychologie nicht einfach nur ein Denkfehler, vielmehr hat es Methode. Die französisch-israelische Soziologin Eva Illouz kritisierte dieses Verständnis von Psychotherapie scharf.[44] Sie weist darauf hin, dass nicht von ungefähr Großkonzerne und Militär ein besonders Interesse an der Resilienzförderung gezeigt haben.[45] Man braucht Personal, das Kriegsgräuel oder ausbeuterische Arbeitsbedingungen unbeschadet übersteht und weiterhin verwendbar bleibt. Ausgeschlossen ist in diesem Ansatz, die krank machenden Bedingungen zu hinterfragen.

Ich halte von der Positiven Psychologie überhaupt nichts. Eine Auffassung von Psychotherapie, der diese Konzepte von Resilienzförderung und Positiver Psychologie zugrunde liegen, ist um keinen Deut besser als der bereits kritisierte biomedizinische Ansatz, der Depression als eine körperliche Erkrankung sehen will.

Die Behandlung von Ludwig begann damit, die wahren Ursachen seiner Depression herauszuarbeiten. Er konnte seine Sichtweise zum Glück schnell ändern. Ihm wurde klar, dass er schon lange vor Beginn der Depression überfordert war – nicht, weil er nicht genügend Leistung erbracht hatte, sondern weil die Arbeitsmenge zu groß geworden war. Sein Anteil an der depressiven Entwicklung bestand nicht in einem Mangel an Resilienz, sondern darin, jede neue Aufgabe angenommen zu haben, selbst als es längst zu viel war. Er entschied sich, künftig besser auf seine Belastungsgrenzen zu achten und mit seinen Vorgesetzten erträgliche Arbeitsbedingungen auszuhandeln.

Betrachten wir auf den folgenden Seiten einige soziale Bedingungen genauer, die nachweislich zu Depression führen können.

Armut

Menschen in Armut haben ein erhöhtes Risiko, depressiv zu werden. Darüber hinaus ist auch die Prognose einer Depression schlechter, wenn die Betroffenen arm sind. Dafür gibt es zahlreiche Gründe, die sich teilweise gegenseitig beeinflussen.

Menschen, die in Armut leben, stehen aufgrund finanzieller Sorgen häufiger unter chronischem Stress. Es geht dabei um existenzielle Ängste: Kann die Wohnung gehalten werden? Reicht am Monatsende das Geld für den Einkauf? Armut kann zu Isolation führen, da soziale Aktivitäten oft mit zusätzlichen Kosten verbunden sind, z.B. Fahrtkosten, Mitgliedsbeiträge in Vereinen oder Eintritt. Es kann beschämend sein, wenn man sich mit anderen Personen beispielsweise zu einem Spaziergang getroffen hat, aber kein Geld hat, danach mit den anderen noch in ein Restaurant zu gehen. Als Konsequenz können solche sozialen Aktivitäten vermieden werden.

Es gibt zudem einen Zusammenhang zwischen Armut und Bildung. Wirtschaftlich benachteiligte Menschen haben geringere Bildungschancen. Das betrifft auch deren Kinder, sodass Armut häufig von einer Generation zur nächsten vererbt wird und der Lebensstandard der Familie dauerhaft niedrig bleibt. Es wurde gezeigt, dass Kinder, die in armen Familien aufwachsen, unter erhöhtem Stress stehen und als Erwachsene ein erhöhtes Depressionsrisiko haben. Menschen in Armut ernähren sich ungesünder, haben einen schlechteren Zugang zur Gesundheitsversorgung, vernachlässigen sich oft körperlich und haben insgesamt einen eher ungesunden Lebensstil. Daher ist Armut mit einer schlechteren körperlichen Verfassung, mehr Krankheiten und einer reduzierten Lebenserwartung verbunden.

Arbeitslosigkeit und geringe Bildung

Der Verlust des Arbeitsplatzes und Arbeitslosigkeit, insbesondere Langzeitarbeitslosigkeit, sind ebenfalls Risikofaktoren für Depression. Eine Studie aus dem Jahr 2022 an knapp 5000 depressiv Erkrankten zeigte, dass die Depression der arbeitslosen Patientinnen und Patienten deutlich schwerer war als bei denen, die nicht arbeitslos waren.[46]

Arbeitslosigkeit kann zu finanziellen Sorgen und Existenzängsten führen. Die berufliche Zukunft kann ungewiss sein, besonders Menschen mit geringer Qualifikation können Schwierigkeiten haben, wieder Arbeit zu finden. Das Gefühl, etwas zu leisten und für andere wichtig zu sein, ist eine wichtige Grundlage für ein gutes Selbstwertkonzept, sodass Arbeitslosigkeit zu Minderwertigkeitserleben und Identitätsverlust führt – man fühlt sich nutzlos. Das kann so weit gehen, dass das gesamte Leben als sinnlos erlebt wird.

Dabei können auch die eingeschränkten sozialen Kontakte eine wichtige Rolle spielen. Meistens sind mit einer Berufstätigkeit zahlreiche Begegnungen mit anderen Menschen verbunden. Zuweilen sind Kontakte zu Kolleginnen, Kollegen, Kundinnen und Kunden etc. sogar die wichtigsten, wenn nicht sogar einzigen sozialen Kontakte außerhalb der Familie, sodass Arbeitslosigkeit mit Vereinsamung einhergehen kann.

Arbeitslosigkeit kann zu Spannungen und Konflikten in der Partnerschaft bzw. in der Familie führen. Der mit der Arbeitslosigkeit einhergehende Stress kann Menschen anfälliger für gesundheitliche Probleme machen. Es wurde gezeigt, dass der Anstieg von Arbeitslosigkeit als Folge von Wirtschaftskrisen mit einer erhöhten Selbstmordrate einhergeht. Bei einer Umfrage an einer bevölkerungsrepräsentativen Stichprobe von über 23000 Erwachsenen wurde auch nach dem Vorhandensein von depressiven Symptomen in den letzten 14 Tagen gefragt. Dabei zeigte sich, dass – unabhängig vom Lebensalter und Geschlecht – die unteren Bildungsgruppen deutlich häufiger depressive Symptome aufwiesen als die oberen Bildungsgruppen.[47]

Soziale Ungleichheit

Soziale Ungleichheit ist ein anderes Problem als Armut. Armut ist aus vielerlei Gründen bedrückend und kann krank machen, wie beschrieben. Aber wenn alle gleichermaßen wenig haben, ist das leichter zu ertragen und kann sogar Zusammenhalt und Solidarität in einer sozialen Gruppe fördern.

Wenn es jedoch in einer Gruppe eine Ungleichheit gibt, wenn einige arm, andere aber reich sind, so wird das als ungerecht erlebt und führt zu Stress. Es gibt dazu zahlreiche Untersuchungen. Kate Pickett und Richard G. Wilkinson, zwei britische Epidemiologen, haben sich intensiv damit befasst.[48] Wenn die Ungleichheit zu groß ist und zu lange bestehen bleibt, kommt es zu Spannungen. Wenn diese Spannungen nicht dazu führen, dass es mehr Fairness bei der Verteilung der Ressourcen gibt, so kann sich das unter anderem auch negativ auf die seelische Gesundheit auswirken.

Wir leben in einer Gesellschaft, in der die Ungleichheit seit Jahrzehnten zunimmt. Im Januar 2024 erregte eine aktuelle Oxfam-Studie Aufsehen.[49] Oxfam ist ein internationaler Verbund verschiedener Organisationen, der die weltweite Entwicklung der Vermögensungleichheit beobachtet. In der Studie wurde berichtet, dass die fünf reichsten Männer der Welt ihr Vermögen seit 2020 – also während der Pandemie – mehr als verdoppelt haben (von 405 Milliarden auf 869 Milliarden US-Dollar). Demgegenüber verloren die fünf Milliarden ärmsten Menschen der Welt in dieser Zeit 20 Milliarden US-Dollar. Auch in Deutschland war dieser Trend zu beobachten: Das Gesamtvermögen der fünf reichsten Deutschen wuchs seit 2020 von 89 Milliarden auf 155 Milliarden US-Dollar.

Früher konnte eine Familie mit einer »traditionellen« Aufgabenverteilung (also z. B. mit einem berufstätigen Ehemann, einer als Hausfrau und Mutter tätigen Ehefrau und, sagen wir, zwei Kindern) sich im Laufe der Zeit einen wirtschaftlichen Aufstieg erarbeiten, z. B. ein eigenes Haus bauen. In einer Zeit, in der es aufgrund von politischen Entscheidungen einen ausgedehnten Niedriglohnsektor gibt, in dem es gesetzlich zulässig ist, Arbeit auf dem regulären Arbeitsmarkt unterhalb von Tariflöhnen oder dem durchschnittlichen Lohnniveau zu bezahlen, gibt es Familien, in denen sowohl Mann als auch Frau (das gilt selbstverständlich auch für gleichgeschlechtliche Partnerschaften) arbeiten und dennoch nicht genug verdienen, um ihren Lebensunterhalt zu bestreiten. 20 Prozent aller Werktätigen in Deutschland arbeiten im Niedriglohnsektor.

Der französische Wirtschaftswissenschaftler Thomas Piketty untersuchte in umfangreichen Studien die Veränderungen in der Vermögensverteilung und Einkommensverteilung insbesondere in den westlichen Industrienationen seit dem 18. Jahrhundert.[50] Auch er beschrieb, dass seit den 1970er-Jahren die soziale Ungleichheit zugenommen hat. Das betrifft die Einkommen ebenso wie die Vermögen und hat u. a. damit zu tun, dass sehr hohe Einkommen und Vermögen viel weniger besteuert werden als geringe Einkommen und Vermögen (regressive Besteuerung) und dass dieser Unterschied im Laufe der Jahre zugenommen hat. So konnten große Vermögen schnell anwachsen.

Eine umfangreiche Untersuchung aus dem Jahr 2018 zeigte einen Zusammenhang zwischen Einkommensungleichheit und Depressionsrisiko.[51] In Bevölkerungsgruppen mit höherer Einkommensungleichheit besteht ein höheres Risiko dafür, an einer Depression zu erkranken. Dieser Zusammenhang ist besonders deutlich bei Frauen und in wirtschaftlich schwachen Gruppen. Die Untersuchung kommt zu dem Schluss, dass politische Entscheidungsträger aktiv Maßnahmen zur Verringerung der Einkommensungleichheit fördern sollten, beispielsweise durch eine progressive Steuerpolitik und ein universelles Grundeinkommen.

Die wahren Ursachen erkennen

Es ist für die Psychotherapie und insbesondere für das Verständnis und die Behandlung von Depression wichtig, Leiden als Folge schädlicher psychologischer Faktoren (z. B. geringer Selbstverantwortung, siehe Kapitel

»Selbstverantwortung«, Seite 76) zu unterscheiden von Leiden, das die Folge schädlicher sozialer oder sozioökonomischer Faktoren ist, wie sie in diesem Kapitel dargestellt wurden. Das Leiden unter schlechten Arbeitsbedingungen etwa ist kein Krankheitssymptom, sondern Ausdruck gesunden psychischen Erlebens. Dieses Leiden als Symptom zu betrachten und biomedizinisch (z.B. mit Antidepressiva) oder psychotherapeutisch (z.B. mit Positiver Psychologie) beheben zu wollen, ist absurd und irreführend. Die Betroffenen werden dadurch dazu verleitet, ihr Leiden als rein individuelles Problem, als Serotonin- oder Resilienzmangel misszuverstehen und dabei die äußeren Faktoren zu übersehen. Vielmehr muss es in einer guten Psychotherapie darum gehen, das Leiden zu würdigen, dessen Ursachen zu verstehen und die Betroffenen in die Lage zu versetzen, sich aktiv für eine Verbesserung ihrer Lebensbedingungen einzusetzen, sodass sie nicht mehr darunter leiden müssen.

6 Psychische Ursachen von Depression

Obwohl die Gene wahrscheinlich keine Rolle bei der Entstehung von Depression spielen, so können durch ungünstige Entwicklungsbedingungen in der frühen Kindheit individuelle psychische Merkmale entstehen, die das Risiko für eine Depression erhöhen.

Prägende Erfahrungen in der Kindheit

Menschen kommen in einem Zustand auf die Welt, in dem sie völlig abhängig von der Versorgung durch ihre Bezugspersonen sind. Es gibt Tierarten, bei denen das anders ist, bei denen der Nachwuchs von Anfang an völlig autonom ist und keinerlei Fürsorge benötigt.

Sie kennen sicher Dokumentationen über Meeresschildkröten, die ihre Eier an einem Strand ablegen und dann wieder im Meer verschwinden. Wenn die kleinen Schildkröten schlüpfen, werden die meisten von Nesträubern gefressen, z. B. von Möwen. Es werden einfach so viele Eier gelegt, dass genügend Schildkröten überleben. Die frisch geschlüpften

Schildkröten können sich von Anfang an selbstständig versorgen, wenn sie das Wasser erreicht haben.

Bei Säugetieren wird – wie ja aus schon aus dem Namen hervorgeht – der Nachwuchs viel fürsorglicher behandelt, er ist am Anfang allein nicht lebensfähig und daher auf intensive Versorgung angewiesen. Bei keiner Säugetierart sind Neugeborene so unselbstständig wie beim Menschen. Zudem besteht die Abhängigkeit der Kinder von der Versorgung durch die Eltern länger als bei allen anderen Arten.

Die Bindungstheorie

Die Bezugspersonen, üblicherweise die Eltern und zunächst vor allem die Mutter, sind für Kinder der wichtigste Teil ihrer Welt. Evolutionär hat sich daher eine enge Bindung zwischen Eltern und Kindern, anfangs vor allem zwischen Mutter und Kind, herausgebildet, die dazu dient, das Überleben und Heranwachsen des Kindes zu sichern. Kinder sind von Geburt an äußerst sensibel, sie nehmen ihre Umwelt wahr und reagieren seelisch und körperlich darauf. Im Normalfall bieten Eltern ihren Kindern förderliche Entwicklungsbedingungen und sorgen dafür, dass alle kindlichen Bedürfnisse hinreichend gestillt werden. In Wohlstandsgesellschaften wie der unseren werden die physiologischen Bedürfnisse von Kindern fast immer erfüllt, sie müssen glücklicherweise nur selten hungern oder frieren. Es gibt jedoch weitere kindliche Bedürfnisse.

Damit befasst sich die von dem britischen Psychoanalytiker und Kinderpsychiater John Bowlby begründete Bindungstheorie. Diese besagt, dass Menschen ein angeborenes Bedürfnis haben, enge und intensive emotionale Beziehungen zu anderen Menschen aufzubauen. Die Bindungsforschung befasst sich mit der frühen Mutter-Kind-Beziehung.[52] Idealerweise entwickeln Kinder eine sichere Bindung zu ihren Eltern. Eine sichere Bindung zu haben bedeutet, eine große Zuversicht in die Verfügbarkeit und Verlässlichkeit der Bindungsperson zu haben.

Entscheidende Voraussetzung dafür ist elterliche Feinfühligkeit. In der Bindungsforschung wird der Ausdruck »Tender Loving Care« verwendet, übersetzt etwa zärtliche liebevolle Fürsorge. Demgegenüber sind Kinder, die häufig Zurückweisung erfahren haben, oft unsicher gebunden. Sie haben kein Vertrauen in die Zuverlässigkeit ihrer Bindungsperson und reagieren häufig mit Beziehungsvermeidung. Langzeitstudien haben gezeigt, dass die frühen Bindungserfahrungen prägend dafür sind, wie man als erwachsener Mensch Beziehungen zu anderen Menschen gestaltet. In einer Übersichtsarbeit wurde gezeigt, dass Menschen mit unsicherem Bindungsstil häufiger depressiv sind als solche mit einem sicheren Bindungsstil.[53]

Depressive Eltern – depressive Kinder

Familiäre Häufungen von Depression werden oft als Beweise für eine genetische Verursachung von Depression angeführt – zu Unrecht. Dazu habe ich bereits im Kapitel »Biologische Ursachen von Depression« (Seite 18) berichtet. Man braucht auch gar keine genetischen Erklärungen für derartige Häufungen. Es kann dazu kommen, weil depressive Eltern sich gegenüber ihren Kindern anders verhalten als gesunde Eltern.

Wie sensibel Kinder auf ihr Umfeld reagieren, hat auf sehr beeindruckende Weise der US-amerikanische Entwicklungspsychologe Edward Tronick in seinen Untersuchungen gezeigt. Er befasste sich insbesondere mit der Bindung zwischen Müttern und Kindern. Dabei verwendete er das sogenannte Still-Face-Experiment. »Still Face« bedeutet sinngemäß »ausdrucksloses Gesicht«. Untersucht wurde, was mit einem Kleinkind passiert, wenn eine Bezugsperson plötzlich aufhört zu reagieren. Die Videoaufzeichnung eines solchen Experiments kann man im Internet ansehen.[54] Zunächst sieht man einen herzlichen, innigen Kontakt zwischen einem etwa einjährigen Kind und seiner Mutter. Die Mutter spricht mit ihm in der typischen »Babysprache«, lacht, berührt das Kind, hat eine lebhafte Mimik und reagiert immer wieder auf das Kind, das diese Zuwendung offensichtlich genießt.

In der zweiten Phase des Experiments sieht die Mutter das Kind plötzlich nur noch mit ausdruckslosem Gesicht an, spricht und reagiert aber nicht mehr. Das Kind bemerkt die Änderung sofort. Es ist irritiert und versucht, die Aufmerksamkeit der Mutter zurückzugewinnen und den Kontakt wiederherzustellen. Als das nicht gelingt, wird es immer unruhiger, beginnt zu weinen und ist nach sehr kurzer Zeit völlig verzweifelt. Selbst als die Mutter sich dem Kind wieder liebevoll zuwendet, dauert es eine Weile, bis es sich wieder beruhigt hat.

Was sagt das über die psychologischen Ursachen von Depression aus? Die Depression eines Elternteils ist auch für ein kleines Kind deutlich wahrnehmbar. Daher kann es im normalen Familienleben immer wieder zu ähnlichen Situationen wie bei dem Still-Face-Experiment kommen. Selbst wenn Eltern sich bemühen, ihren Zustand zu verbergen, ist kaum zu verhindern, dass ein Kind an Tonfall, Mimik oder Haltung bemerkt, dass etwas »nicht stimmt«, ohne zu verstehen, was eigentlich los ist.

Sehr häufig verbergen Eltern ihre Depression aber auch gar nicht, das habe ich immer wieder von depressiven Patientinnen und Patienten gehört, die aus ihrer Kindheit berichteten. Sie haben ihre Eltern beispielsweise oft als belastet, traurig oder gereizt erlebt. Das wirkt sich zwangsläufig auf die Beziehung zwischen Elternteil und Kind aus. Eine typische Reaktion des Kindes ist, dass es früh anfängt, das belastete Elternteil zu unterstützen und zu trösten. Es übernimmt Verantwortung für das Wohlbefinden des Elternteils. Das geht einher mit dem Zurücknehmen eigener Bedürfnisse – oft aus Angst, die Mutter oder den Vater noch zusätzlich zu belasten, manchmal auch aufgrund der wiederholten Erfahrung, dass die Eltern dem Kind nur wenig Aufmerksamkeit widmen, weil sie zu sehr mit sich selbst beschäftigt sind. Ein solches Kind gibt sich möglicherweise sogar die Schuld an den Problemen der Eltern. Es kann nur wenig Selbstfürsorge entwickeln und kümmert sich als Erwachsener eher um die Bedürfnisse anderer Menschen als um die eigenen. Damit sind bereits wichtige Risikofaktoren dafür gegeben, später selbst depressiv zu werden.

Äußere und innere Lebensbedingungen

Jeder Mensch befindet sich in einer komplexen Lebenssituation, zu der viele verschiedene Bereiche gehören: Man lebt in einer Partnerschaft oder ist Single, hat Kinder oder nicht, hat Eltern, Geschwister und andere Verwandte, ist in Ausbildung, in Arbeit, arbeitslos oder verrentet, ist mit seinem Job zufrieden oder nicht, kommt besser oder schlechter mit seinem Geld aus, ist zufrieden oder unzufrieden mit seiner Wohnsituation, hat viele oder wenige Freunde bzw. Bekannte, hat Hobbys, Interessen – Sie können diese Aufzählung für sich selbst beliebig ergänzen.

Zu alledem kommen immer wieder langfristige Entwicklungen bzw. plötzliche Ereignisse, geplant oder ungeplant, positiv oder negativ, die das Leben oft erheblich verändern und erforderlich machen, sich daran anzupassen.

BEISPIELE FÜR LEBENSVERÄNDERUNGEN:

- Auszug aus Elternhaus, Umzug in andere Stadt
- neue Partnerschaft, Verlobung, Heirat, gemeinsame Wohnung
- Partnerschaftskonflikt
- Geburt eines Kindes
- Verlust einer wichtigen Person durch Trennung oder Tod
- Mobbing am Arbeitsplatz
- neue Anstellung, Kündigung, Änderungen am Arbeitsplatz
- Abschluss einer Ausbildung, Verrentung
- Unfall, Krankheit, Naturkatastrophe

Auf diese vielfältigen Erfahrungen und Situationen reagiert jeder Mensch auf der Grundlage seiner eigenen Persönlichkeit, mit allen individuellen Eigenschaften, Überzeugungen und Gewohnheiten

BEISPIELE FÜR INDIVIDUELLE EIGENSCHAFTEN:

- Selbstbild, Selbstwert, Erwartungen an sich
- die Art, andere Menschen wahrzunehmen
- Optimismus oder Pessimismus
- innerer Dialog; die Art, mit sich selbst umzugehen
- Zeitperspektive (eher an Vergangenheit, Gegenwart oder Zukunft orientiert)

- Neigung zu Denkfehlern (Verallgemeinerungen, voreilige Schlussfolgerungen etc.; siehe Kapitel »Aktiv gegen Depression vorgehen«, Seite 97)

Diese äußeren und inneren Faktoren haben gemein, dass sie für das Leben Konsequenzen haben, im positiven oder im negativen Sinn. Wichtig: Es geht hier weniger um spektakuläre oder dramatische Wendungen, sondern vielmehr um den ganz normalen Alltag, der 99 Prozent unseres Lebens ausmacht. Es geht um die vielen kleinen Situationen, die an jedem einzelnen Tag passieren. Eine glückliche Partnerschaft ist die Quelle vieler positiver Alltagserfahrungen, z. B. ein liebevoller Blick hier, eine Umarmung dort, das Gefühl der Geborgenheit. Genauso führt eine unglückliche Beziehung zu zahlreichen negativen Erfahrungen (z. B. Streit, Verletzungen, Einsamkeit). Das gilt auch für alle anderen Lebensbereiche.

Die Persönlichkeit eines Menschen hat erhebliche Bedeutung für die Art der Erfahrungen, die er in seinem Leben macht. Ein Mensch mit einem negativen Selbstbild, der sich für wertlos, unattraktiv, dumm oder faul hält, wird sich bei Problemen und Schwierigkeiten schnell selbst Vorwürfe machen und dadurch seine Situation noch verschlechtern. Umgekehrt ist ein Mensch mit einem positiven Selbstbild in der Lage, sich auch bei Rückschlägen selbst zu ermutigen. Wer anderen Menschen grundsätzlich misstrauisch gegenüber steht, wird sich schnell angegriffen fühlen, und zwar auch dann, wenn in Wirklichkeit gar kein Angriff erfolgt ist. Er wird vielleicht in der irrigen Annahme, sich einfach nur zu verteidigen, selbst einen Angriff starten, mit dem er dann womöglich wirklich den Ärger des anderen auf sich zieht. Wer von anderen Menschen eher Positives erwartet, wird sich ihnen gegenüber offener und freundlicher verhalten und als Reaktion meistens auch selbst von den anderen freundlicher behandelt werden.

Das Waagschalenmodell

Es gibt eine einfache Möglichkeit, diese Vielzahl von positiven oder negativen äußeren und inneren Alltagserfahrungen unter einen Hut zu bekommen: das sogenannte Waagschalenmodell.

Stellen Sie sich eine altmodische Küchenwaage mit zwei Schalen vor. In die eine Schale kommen alle negativen, in die andere Schale alle positiven Alltagserfahrungen. Im Normalfall landet in beiden Schalen etwas (siehe Abb. Seite 64 oben). Positive und negative Erfahrungen »halten sich die Waage«. Negative Erfahrungen in einem Lebensbereich können durch positive Erfahrungen in einem anderen Bereich ausgeglichen werden.

In besonders glücklichen Lebensphasen (z. B. wenn man frisch verliebt ist oder einen tollen Urlaub macht, bei dem einfach alles »passt«) machen wir sehr viele positive und sehr wenige negative Erfahrungen (Abb. Seite 64 Mitte).

Das wünschen wir uns wohl alle, aber solche Phasen sind nicht der Normalfall. Wir sind glücklicherweise auch nicht darauf angewiesen. Wir Menschen sind nämlich nicht nur für das Paradies geschaffen, sondern für die reale Welt, zu der auch viele negative Erfahrungen gehören. Trotz aller Belastungen und Rückschläge kann es uns gutgehen, sofern es in der anderen Schale einen Ausgleich gibt. Es kann aber auch zu Lebenssituationen kommen, in denen die negativen Erfahrungen überwiegen (Abb. Seite 64 unten).

Misserfolge, Verluste, Enttäuschungen, Krankheit, Stress, manchmal in Verbindung mit Zweifeln und Verunsicherungen – auch solche Krisen gehören zum Leben, und Menschen können schwierige Bedingungen für einige Zeit aushalten. Man ist dann natürlich nicht glücklich. Normale Reaktionen sind z. B. Trauer, Angst oder Wut. Das alles ist keine Depression, sondern gesundes seelisches Funktionieren. Mit der Zeit kommen die Waagschalen meistens wieder zu einem Ausgleich, manchmal von selbst, manchmal, weil man aktiv dafür gesorgt hat.

Wenn ein solcher Ausgleich aber nicht gelingt, wenn die Schräglage zu extrem ist und lange anhält, dann steigt das Risiko, dass sich daraus eine Depression entwickelt.

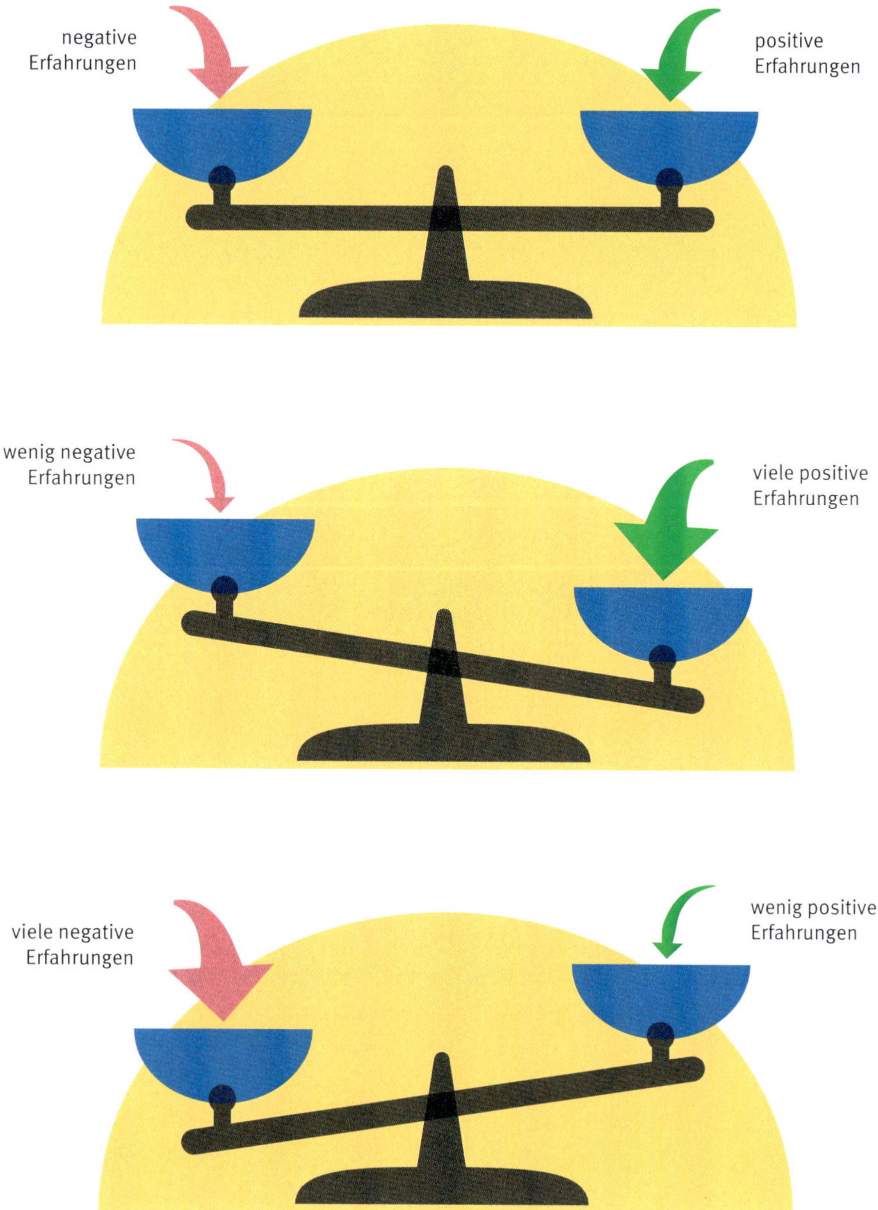

Das Waagschalenmodell: Ausgeglichene Lebenssituation (oben), Lebenssituation mit überwiegend positiven Erfahrungen (Mitte), Lebenssituation mit überwiegend negativen Erfahrungen (unten)

Risikokonstellationen für Depression

Bei der Entstehung einer Depression kommen praktisch immer mehrere Bedingungen zusammen, typischerweise handelt es sich um eine Kombination aus äußeren und innerpsychischen Faktoren. Ich gebe drei Beispiele für Risikokonstellationen, die zu einer Depression führen können.

Beispiel: Abwehr von Minderwertigkeitserleben durch Leistung

Leon ist 45 Jahre alt, verheiratet und Abteilungsleiter in einem Baumarkt. Er hat ein negatives Selbstwertkonzept, das in seiner Kindheit entstanden ist. Leons Vater war fordernd, streng und überkritisch. Leon, der sich als Kind nach Lob und Anerkennung seines Vaters sehnte, hat von ihm das Gegenteil bekommen; nichts, was er machte, war für den Vater gut genug. Leon hat die innere Grundüberzeugung entwickelt: »Ich bin ein wertloser Taugenichts«. Das glaubt er tief im Inneren bis heute. Er muss das ständig durch äußeren Erfolg ausgleichen, vor allem im Beruf. Er ist sehr leistungsorientiert und einsatzfreudig. Seine Vorgesetzten sind zufrieden mit seiner Arbeit. Er verdient gut und wird befördert. Solange er erfolgreich ist, geht es ihm gut. Man sieht ihm nicht an, dass er sich im Grunde für wertlos hält; tatsächlich weiß er es selbst nicht. Menschen wie Leon gehen oft über ihre Belastungsgrenzen, sorgen nicht gut für sich, grenzen sich nicht ab. Wenn Leon nicht mehr genug leisten kann oder seine Leistung nicht anerkannt wird (Erschöpfung, Krankheit, Stellenverlust, kritischer Chef), wird es schwierig. Hält dieser Zustand an, wird er depressiv.

Beispiel: Frühe Übernahme von Verantwortung für ein Elternteil

Sophie ist 19 Jahre alt, hat einen Realschulabschluss und macht gerade eine Lehre. Sie lebt noch bei ihren Eltern und hatte noch nie eine Beziehung. Das Familienleben war immer schon durch den chronischen Ehekonflikt ihrer Eltern belastet. Der Vater ist mehrfach fremdgegangen. Es kam oft zu lautem Streit zwischen den Eltern, was Sophie verängstigte. Die Mutter zog sich hinterher zurück und weinte. Sophie folgte ihr schon als kleines Mädchen, um sie zu trösten. Es gab viele vertrauliche Gespräche, bei denen die Mutter Sophie erzählte, wie sehr sie unter der Ehe leidet. Das ist bis heute so. Sophie sieht sich als Vertraute ihrer Mutter und ist insgeheim überzeugt davon, für deren Befinden verantwortlich zu sein. Solange sie Kind oder Jugendliche ist, lebt sie im Elternhaus und kann diese Aufgabe gut erfüllen. Zwar leidet sie unter der Last der Verantwortung und ist damit überfordert, aber das weiß niemand, auch ihr selbst ist das nicht bewusst. Sie sagt oft: »Meine Mutter ist meine beste Freundin!« Sophie entwickelt zunehmend das Bedürfnis, ein eigenes, autonomes Leben zu führen (Ausbildung, Arbeit, Partnerschaft, eigene Wohnung). Wenn sie die Verantwortung, die sie für ihre Mutter übernommen hat, nicht an diese zurückgibt, kommt es zu einem wachsenden inneren Widerspruch, ihre weitere Entwicklung ist blockiert. Das zeigt sich häufig in »rätselhaften« Schwierigkeiten, den Absprung zu schaffen: Ohne zwingende äußere Gründe wird eine Ausbildung abgebrochen oder eine Anstellung gekündigt (z. B. wegen Panikattacken), man bleibt Single, die erste eigene Wohnung wird aufgegeben, man kehrt zurück ins Elternhaus. Es kommt zur Depression.

Beispiel: Übermäßiges Kontrollbedürfnis

Frieda ist 38 Jahre alt, verheiratet, hat zwei Töchter im Alter von 12 und 14 Jahren und arbeitet halbtags als Schreibkraft in einem Büro. Ihr Chef ist sehr fordernd, gibt ihr ständig zusätzliche Aufgaben. Ihr Mann hält sich zu Hause gern aus allen wichtigen Fragen (Erziehung, Haushalt) heraus. Es ist Frieda auch ganz recht, wenn sie sich um alles selbst kümmert. Das ist sie von klein auf gewohnt. Ihre um fünf Jahre jüngere Schwester war als Kind oft krank und immer wieder im Krankenhaus. Sie band die Aufmerksamkeit ihrer Eltern, die immer wieder überfordert waren; auch Frieda musste oft einspringen, sich um ihre Schwester kümmern, viel Hausarbeit übernehmen, z. B. kochen, aufräumen. Sie fühlte sich oft vernachlässigt, war traurig und wütend, wollte ihre Eltern damit aber nicht noch zusätzlich belasten und nahm sich selbst zurück. Sie hat die Grundüberzeugungen »Es ist nicht wichtig, wie es mir geht«, »Ich muss dafür sorgen, dass alles immer perfekt läuft«, »Ich darf nicht wütend sein. Wenn ich meine Wut zeige, werde ich fallen gelassen«. Sie wird, auch bei starken Anforderungen, wahrscheinlich lange durchhalten, Haushalt und Arbeit im Griff haben. Selbst wenn ihr Mann Hilfe anbietet, lehnt sie das ab, weil er es in ihren Augen doch nicht richtig machen würde. Hinter ihrer Tüchtigkeit sammelt sie aber Überforderung und unterdrückten Ärger an. Irgendwann ist es zu viel, sie wird depressiv.

Die Eigendynamik der Depression

Um die innere Dynamik einer Depression zu verstehen, ist es nützlich, zunächst drei verschiedene Aspekte des menschlichen Lebens zu betrachten, nämlich Gefühle, Verhalten und Denken (siehe Abb. Seite 69).

Gefühle

Mit Gefühlen ist die ganze Bandbreite möglicher menschlicher Empfindungen gemeint, also beispielsweise Freude, Traurigkeit, Angst, Ärger, Neugier. Dazu gehören auch die für Depression typischen emotionalen Zustände wie gedrückte Stimmung, Hoffnungslosigkeit oder Verzweiflung. Gefühle sind immer spontan: Man kann sie nicht absichtlich herbeiführen oder verändern, man kann sich nicht aussuchen, welches Gefühl man gerade empfindet. Das ist ein wesentlicher Unterschied zum Verhalten und zum Denken. Wir haben eben keinen inneren Schalter, den wir von »Traurigkeit« auf »Freude« umlegen können. Gefühle sind subjektive innere Zustände, die man von außen nicht sehen kann. Man kann sie aber beschreiben oder anders zum Ausdruck bringen.

Verhalten

Verhalten ist alles, was man tut. Verhaltensweisen sind – anders als Gefühle – für andere Menschen sichtbar. Wir verhalten uns immer. Man kann sich nicht nicht verhalten. So ist es gleichermaßen ein Verhalten, ob man spricht oder ob man schweigt; ob man morgens aufsteht oder im Bett liegenbleibt; ob man lacht oder weint. Es ist wichtig, zwischen einem Gefühl und dem Ausdruck dieses Gefühls in Form eines Verhaltens zu unterscheiden. Beispielsweise wird das Gefühl der Freude durch das Verhalten des Lachens ausgedrückt. Jeder Mensch entscheidet zu jeder Zeit darüber, wie er sich jeweils verhält (solange er wach und bei

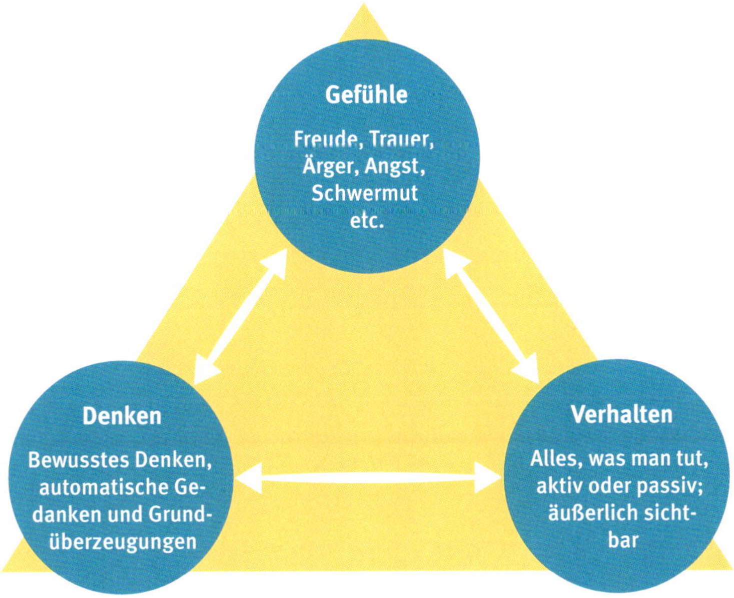

Das Dreieck aus Gefühlen, Verhalten und Denken

klarem Verstand ist). Daher kann jeder Mensch prinzipiell seine Verhaltensweisen verändern, auch wenn das in der Praxis manchmal nicht so einfach ist.

Gedanken

Die Gedanken sind, anders als das Verhalten, aber ebenso wie die Gefühle, nicht von außen erkennbar. Wir müssen an dieser Stelle drei verschiedene Formen des Denkens unterscheiden.

DAS BEWUSSTE DENKEN meint alle Gedanken, derer man sich bewusst ist. Wenn man z. B. gefragt würde, woran man gerade denkt, könnte man das ohne Probleme mitteilen (natürlich nur, wenn man das möchte). Beispiele: Sie wollen einkaufen und überlegen, was Sie brauchen. Sie werden zu einer Party eingeladen und überlegen, was Sie mitbringen könnten. Auch wenn man sich frühere Ereignisse in Erinnerung ruft oder intensiv über etwas nachdenkt oder grübelt, ist das bewusstes Denken.

AUTOMATISCHE GEDANKEN sind Gedanken, die einem blitzartig »durch den Kopf schießen«. Sie sind so schnell, dass sie noch gar nicht in Worte gekleidet sind. Man kann in einem Sekundenbruchteil gleich mehrerer solcher Gedanken haben. Darum entgehen einem die eigenen automatischen Gedanken leicht. Beispiel: Sie sitzen in einem Restaurant an einem Tisch, vor sich ein Glas Rotwein. Bei einer unachtsamen Bewegung stoßen Sie mit dem Ellbogen gegen das Glas. Zwischen dem Moment, in dem Sie die Berührung am Ellbogen bemerken, und dem Moment, in dem das Glas auf der blütenweißen Tischdecke aufschlägt, könnten Ihnen automatische Gedanken durch den Kopf schießen wie »Oje, jetzt wird es eine Riesensauerei geben«, »Alle werden mich anstarren«, »Ich habe mich fürchterlich blamiert«, »Hier kann ich mich nie wieder blicken lassen«, »Ich möchte mich am liebsten verstecken«. Würde man diese Gedanken in Worten formulieren, würde das länger dauern als die Zeit, die das Glas braucht, bis es aufschlägt.

GRUNDÜBERZEUGUNGEN Damit sind tief verwurzelte Ansichten, Meinungen und Einstellungen gemeint, die früh im Leben durch prägende Erfahrungen entstehen, meistens in der Herkunftsfamilie, oft durch die wichtigsten Bezugspersonen vermittelt. Sie beziehen sich auf die eigene Person, auf andere Menschen, auf die Welt und das Leben insgesamt. Man kann sich üblicherweise nicht daran erinnern, wann man eine Grundüberzeugung erworben hat. Grundüberzeugungen sind oft ebenfalls nicht bewusst. Sie werden intuitiv als wahr und wirklich erlebt.

Das Denken verändern

Das eigene Denken kann man, ähnlich wie das Verhalten, hinterfragen und verändern. Dazu ist es erforderlich, sich seiner Gedanken bewusst zu sein. Das ist manchmal nicht so einfach, wenn es sich um automatisches Denken oder Grundüberzeugungen handelt, aber dennoch möglich.

Beeinflussung – Beispiele

Denken → Verhalten	Ich plane am Nachmittag einen Spaziergang zu machen (Denken), und führe dieses Vorhaben dann auch aus (Verhalten). Ich vermute, dass eine bestimmte Person mich nicht mag (Denken), und spreche diese Person deswegen gar nicht erst an (Verhalten).
Verhalten → Denken	Ich bewältige eine Aufgabe, die mir seit langem bevorstand (Verhalten), und stelle fest, dass ich es doch ganz gut konnte (Denken). Ich vermeide eine angstauslösende Situation (Verhalten) und werde dadurch in meiner Überzeugung bestätigt, dass ich mit dieser Situation nicht zurechtkommen kann (Denken).
Denken → Gefühl	Ich bewerte einen mürrischen Gesichtsausdruck einer Person als Ablehnung (Denken) und bin deswegen bedrückt oder verärgert (Fühlen). Ich erinnere mich an schöne Situationen in meinem Leben (Denken) und empfinde die Freude von damals (Fühlen).
Gefühl → Denken	Ich bin verzweifelt (Fühlen) und glaube, dass dieser Zustand nie wieder aufhört (Denken). Ich fühle mich in einer Gruppe wohl (Gefühl) und denke deswegen freundlicher über die anderen Menschen (Denken).
Verhalten → Gefühl	Ich ziehe mich den ganzen Tag zurück (Verhalten) und fühle mich abends einsam (Gefühl). Ich habe einen Ausflug in die Natur gemacht (Verhalten) und bin nach der Rückkehr davon ganz ausgefüllt und beglückt (Gefühl).
Gefühl → Verhalten	Ich bin in unternehmungslustiger Stimmung (Gefühl) und gehe darum abends mit Freunden ins Kino (Verhalten). Ich habe vor einer Begegnung Angst (Gefühl) und gehe darum der betreffenden Person aus dem Weg (Verhalten).

Die Pfeile in der Tabelle (Seite 71) sollen zeigen, dass Gefühle, Verhalten und Denken sich wechselseitig beeinflussen. Sie finden in der Tabelle einige Beispiele dafür (ich empfehle Ihnen, auch selbst nach Beispielen aus ihrem eigenen Alltag zu suchen).

Weil Gefühle, Verhalten und Denken sich gegenseitig beeinflussen, ist ein Prozess möglich, an dem alle drei Bereiche beteiligt sind: Gefühl → Denken → Verhalten → Gefühl → Denken → Verhalten und so weiter. Im Falle einer Depression spricht man von einem Teufelskreis oder, genauer gesagt, von einer »Abwärtsspirale«. Ich gebe dafür das Beispiel von Karl.

Beispiel für eine Abwärtsspirale

Karl hält sich für langweilig, unattraktiv und wertlos (Denken) und ist deswegen oft traurig und niedergeschlagen (Gefühl). An diesem Tag bleibt er, wie so oft, zurückgezogen und allein in seiner Wohnung (Verhalten). Abends macht er sich klar, dass er den ganzen Tag mit niemandem ein Wort gesprochen hat, und sagt sich: »Kein Mensch interessiert sich für mich. Ich kann an meiner Einsamkeit nichts ändern, es hat auch keinen Sinn, es zu versuchen« (Denken). Seine Stimmung ist schlechter als morgens, er ist jetzt ganz hoffnungslos (Gefühl). Später klingelt das Telefon, aber Karl nimmt das Gespräch nicht an (Verhalten) … usw.

Derartige Abwärtsspiralen sind ein wesentlicher Bestandteil jeder Depression. Abwärtsspiralen halten depressive Zustände aufrecht und tragen dazu bei, dass eine Depression im Laufe der Zeit immer stärker werden kann. Daher können depressive Zustände manchmal Monate, womöglich Jahre andauern.

In der Logik der Abwärtsspirale steckt aber auch die Möglichkeit, diesen Prozess zu durchbrechen und umzukehren. Man muss an irgendeinem Punkt aus der Spirale »aussteigen«. Wie oben beschrieben, kann dieser Punkt aber nicht ein Gefühl sein; seine Gefühle kann man nicht einfach so verändern. Ich greife das Beispiel von Karl auf und setze die Geschichte fort. Diesmal mit positiver Wendung (Seite 73).

Beispiel für eine Aufwärtsspirale

Karl entscheidet sich, doch an das Telefon zu gehen (Verhalten). Julius, ein alter Bekannter, ruft an. Es ergibt sich ein kurzes, nettes Gespräch. Danach ist Karl positiv überrascht, es geht ihm besser (Gefühl). Er sagt sich: »An Julius habe ich lange nicht mehr gedacht. Er scheint mich zu mögen« (Denken). Karl beschließt, doch noch einen Abendspaziergang zu machen (Verhalten). Das hat er lange nicht mehr gemacht, die frische Luft tut ihm gut. Als er wieder zu Hause ist, hat sich seine Stimmung weiter gebessert (Gefühl). Er beschließt, Julius am nächsten Tag anzurufen und sich mit ihm zu verabreden (Denken) … usw.

Es ist also grundsätzlich möglich, eine Aufwärtsspirale in Gang zu setzen. Möglich, aber nicht leicht. Eine Entscheidung wie die von Karl, doch ans Telefon zu gehen, kann für einen depressiven Menschen sehr schwer sein. Es ist anstrengend und kostet Überwindung, zumal man doch schon seit langer Zeit für nichts mehr Lust oder Interesse empfindet. Warum sollte man diese Mühe auf sich nehmen? Das ist in der Tat die entscheidende Frage. Wir werden uns damit im Kapitel »Aktiv gegen Depression vorgehen« (Seite 97) befassen.

In meinen Depressionsgruppen mache ich mit meinen Patientinnen und Patienten immer eine einfache Phantasieübung. Ich schreibe auf eine Tafel (ja, ich arbeite gern mit einer altmodischen Schiefertafel) ganz oben den Satz: »Was kann man tun, damit man sich schlechter fühlt?« Die Aufgabe besteht darin, sich zu überlegen, auf welche Weise man sich selbst innerhalb der nächsten sechs Stunden in einen möglichst depressiven Zustand bringen könnte. Es findet ein Brainstorming statt. Alle Ideen, die aus der Gruppe kommen, schreibe ich auf die Tafel. Meistens ist sie schnell voll. Ein typisches Tafelbild sieht aus wie in der Abb. auf Seite 74.

Es besteht in den Gruppen immer weitgehende Einigkeit darüber, dass es mit den gesammelten Maßnahmen wirklich gelingen würde, sich in einen depressiven Zustand zu bringen. (Testfrage: In dem Tafelbild steckt das oben beschriebene Dreieck, können Sie es erkennen? Lö-

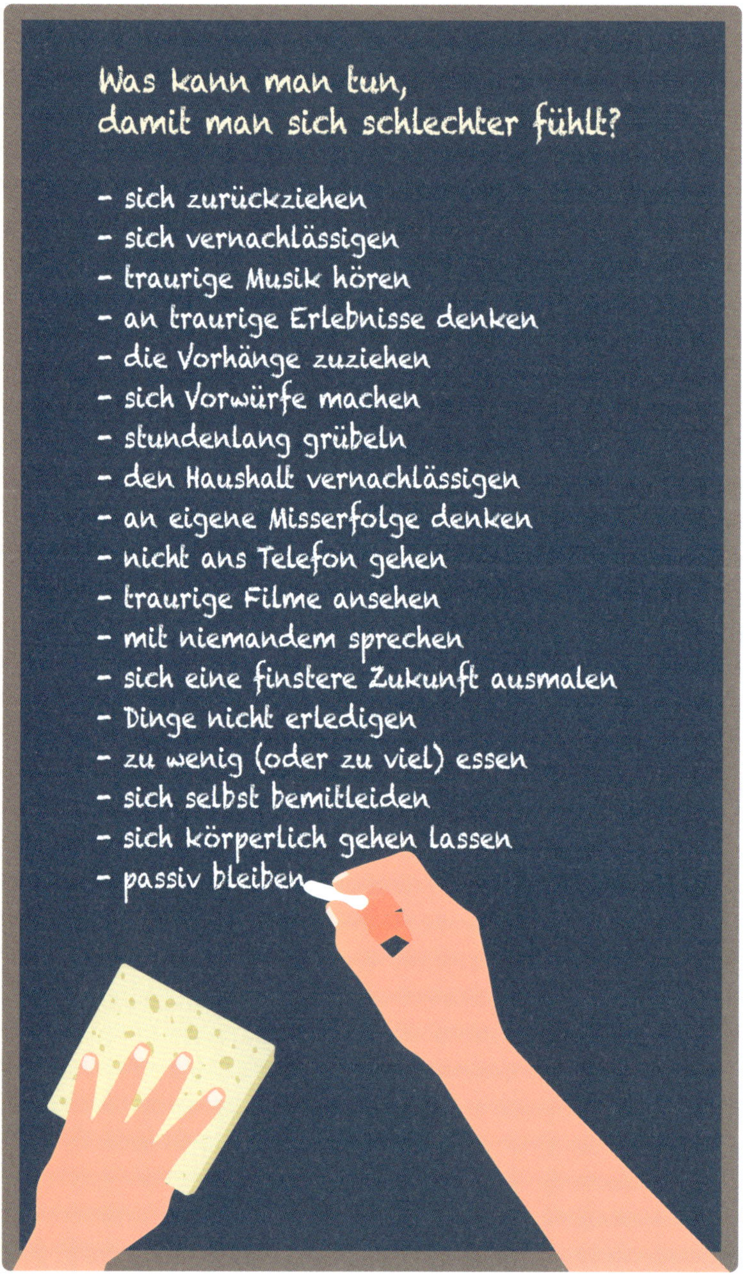

Was kann man tun, damit man sich schlechter fühlt? Ergebnis: Typisches Denken und Verhalten depressiver Menschen

sung: Die Aufgabe bezieht sich auf das Gefühl, alle gesammelten Maßnahmen sind entweder Denken oder Verhalten.)

Die Übung geht aber noch weiter. Im nächsten Schritt wische ich vor den Augen der Gruppe den Satz »Was kann man tun, damit man sich schlechter fühlt?« weg und schreibe stattdessen »Typisches Denken und Verhalten depressiver Menschen« hin. Der Rest bleibt gleich. Das sieht dann so aus wie in der Abbildung auf der linken Seite.

Es ist immer wieder verblüffend, dass die vorher erstellte Sammlung von Dingen, die man tun kann, um sich schlechter zu fühlen, auch zu der neuen Überschrift passt! Typisch depressives Denken und Verhalten führt somit dazu, dass die Depressivität verstärkt wird.

Was bedeutet das? Natürlich wollen depressive Menschen sich nicht noch schlechter fühlen, als es ohnehin schon der Fall ist, ganz im Gegenteil. Warum aber tun sie scheinbar alles dafür? Antwort: Man kann hier die oben beschriebene depressive Abwärtsspirale gewissermaßen »bei der Arbeit« sehen. Alles, was auf der Tafel gesammelt wurde, kann man als kleine Ausschnitte aus der Abwärtsspirale betrachten. Das Ergebnis ist ungemein wirksam. Suchen Sie sich auf der Straße irgendeinen normalen, zufriedenen Menschen aus und bringen Sie ihn dazu, sich einige Wochen lang so zu verhalten und so zu denken, wie es ein depressiver Mensch typischerweise macht. Sie werden feststellen, dass es diesem vorher zufriedenen Menschen danach viel schlechter geht. Ohne es zu wollen und meistens auch ohne es zu wissen, haben depressive Menschen eine Lebensweise entwickelt, die es schwer oder gar unmöglich macht, dass eine Depression einfach wieder verschwindet.

In den nächsten beiden Kapiteln werde ich zwei psychologische Konzepte beschreiben, die für die Entstehung und Aufrechterhaltung von Depression ebenso wichtig sind wie für deren Überwindung: Selbstverantwortung und konstruktive Aggression.

7 Selbstverantwortung

Der Begriff »Selbstverantwortung« dürfte allgemein bekannt sein. Im Zusammenhang mit Psychotherapie wird sehr häufig davon gesprochen. Überraschenderweise gibt es dennoch keine einheitliche Definition. Daher müssen wir zunächst klären, was hier damit gemeint ist.

Ich verstehe unter Selbstverantwortung eine innere Haltung, bei der eine Person die Verantwortung für ihre Entscheidungen und ihr Verhalten und alle daraus resultierenden positiven oder negativen Konsequenzen in allen Lebensbereichen übernimmt. Es geht selbstverständlich nur um die Bereiche, in denen man überhaupt Entscheidungen treffen kann. Weil das leicht missverstanden werden kann, gebe ich einige Beispiele.

BEISPIELE FÜR SELBSTVERANTWORTUNG:

- Wenn man bei einem Spaziergang vom Regen überrascht wird, ist man nicht dafür verantwortlich, nass zu werden, weil man keinen Einfluss darauf hat, ob es regnet oder nicht. Wenn vor Beginn des Spaziergangs aber schon dunkle Regenwolken am Himmel zu sehen waren und man sich dennoch entschieden hat, keinen Regenschirm mitzunehmen, dann sieht es anders aus. Dann ist es teilweise die Folge der eigenen Entscheidung, wenn man nass wird.

- Wem wegen Konkurs der Firma gekündigt wird, ist nicht für seine anschließende Arbeitslosigkeit verantwortlich. Wem gekündigt wird, weil er oft un entschuldigt fehlt, trägt die Verantwortung dafür.
- Wenn eine Frau von ihrem Mann geschlagen wird, so ist das zweifellos eine schwerwiegende Grenzüberschreitung des Mannes, unter der diese Frau leidet, sie ist dafür nicht verantwortlich. Wenn der Mann aber ein gewalttätiger Trinker ist, der seine Frau auch schon früher geschlagen hat, und wenn diese Frau trotz mehrerer Trennungen immer wieder zu ihm zurückgekehrt ist, so trägt diese Frau eine Mitverantwortung, weil es für sie vorhersehbar war, erneut geschlagen zu werden. (Was nicht heißt, dass die Gewalttätigkeit des Mannes dadurch auch nur im Mindesten entschuldigt wäre.)

Personen mit hoher Selbstverantwortung halten vor allem sich selbst für zuständig für die Lösung ihrer Probleme. Sie werden schneller aktiv, packen die Probleme an und haben dadurch die Chance, sie zu lösen und ihre Situation zu verbessern. Sie sind darum im Allgemeinen zufriedener mit ihrem Leben.

Personen mit geringer Selbstverantwortung erwarten oder erhoffen die Lösung ihrer Probleme eher von anderen Leuten (z. B. Lebenspartnern, Familienangehörigen, Freundinnen und Freunden, Vorgesetzten), aber weniger oder gar nicht von sich selbst. Dadurch bleiben sie passiv, machen sich vermehrt von anderen Menschen abhängig und sind oft nicht in der Lage, ihre Situation zu verbessern. Sie sind deswegen häufiger unzufrieden und neigen dazu, sich zu beklagen (über andere Leute, über die Verhältnisse etc.). Menschen mit geringer Selbstverantwortung – das erscheint vielleicht auf den ersten Blick wie ein Widerspruch – kümmern sich häufig übermäßig um andere Menschen. Anders formuliert, sie übernehmen zu wenig Verantwortung für sich selbst, aber zu viel Verantwortung für andere. Das kann mit der (manchmal stillschweigenden, manchmal offen ausgedrückten) Erwartung einhergehen, dass diese anderen im Gegenzug die Probleme lösen, die man selbst liegen gelassen hat.

Gerade in Partnerschaft und Sexualität haben viele Probleme ihre Ursache darin, dass man sich viel zu sehr um den Partner bzw. die Partnerin kümmert und viel zu wenig um sich selbst. (Manche Menschen glauben sogar, dass es in einer »idealen« Partnerschaft genauso sein muss – ein großer Irrtum.) Das geht meistens nicht gut. Niemand kann Gedanken lesen. Gerade im Bereich der Sexualität weiß letztlich jeder Mann und jede Frau selbst am besten, welche Bedürfnisse er oder sie hat, was er oder sie mag und was nicht.

Erfassung der Selbstverantwortung

In der Psychologie werden gern Fragebögen verwendet. Da es keinen Fragebogen zur Erfassung der Selbstverantwortung gab, habe ich selbst einen entwickelt – das Selbstverantwortungs-Inventar (SVI).[55] Das SVI besteht aus den drei Unterskalen Fremdbestimmung, Selbstbestimmung sowie Orientierung an den Erwartungen anderer.

FREMDBESTIMMUNG ist der Eindruck einer Person, dass andere Menschen mehr Einfluss auf ihr eigenes Leben haben als sie selbst (Beispiel: »Andere sind an meinem Unglück schuld«).

SELBSTBESTIMMUNG ist eine unabhängige und selbstbewusste Haltung (»Ich bestimme selbst, was ich tue oder lasse«).

ORIENTIERUNG AN DEN ERWARTUNGEN ANDERER ist der Wunsch, die Erwartungen anderer Menschen zu erfüllen, und die Angst, Fehler zu machen oder zurechtgewiesen zu werden (»Ich habe oft ein schlechtes Gewissen, wenn ich jemandem eine Bitte abschlage«).

Ich habe das SVI bei mehreren wissenschaftlichen Untersuchungen an gesunden Erwachsenen eingesetzt. Dabei zeigten sich ziemlich genau die

Zusammenhänge, die ich weiter oben beschrieben habe. Je ausgeprägter die Selbstverantwortung – das heißt, je weniger Fremdbestimmung, je mehr Selbstbestimmung und je weniger Orientierung an den Erwartungen anderer –, desto größer die Zufriedenheit in praktisch allen Bereichen des eigenen Lebens (z. B. Ehe bzw. Partnerschaft, eigene Person, Gesundheit, Sexualität). Obwohl es sich hier um Menschen ohne psychische Störungen handelt, wurde auch nach Depressivität und Ängstlichkeit gefragt, mit dem gleichen Ergebnis: je ausgeprägter die Selbstverantwortung, desto geringer Depressivität und Ängstlichkeit.

Warum übernimmt nicht jeder Selbstverantwortung?

Es spricht also sehr viel dafür, die Verantwortung für sich selbst und das eigene Leben zu übernehmen. Warum macht das dann eigentlich nicht jeder? Eine Antwort auf diese Frage findet sich sehr häufig, wenn man die Lebensgeschichte eines Menschen betrachtet.

Eine Kindheit in einem halbwegs förderlichen Elternhaus führt automatisch dazu, dass Kinder eine selbstverantwortliche Haltung entwickeln. Es gibt jedoch Bedingungen, die das erschweren können. Manchmal kümmern Eltern sich nicht so um das Familienleben, den Haushalt oder auch um sich selbst, wie es eigentlich erforderlich wäre. Dafür kann es zahlreiche Gründe geben: schwere körperliche Erkrankungen oder seelische Probleme eines Elternteils, ein chronischer Ehekonflikt, Belastungen durch Pflege von Angehörigen und vieles mehr. Wenn derartige Bedingungen zu lange anhalten, beginnen sehr oft die Kinder, sich um die Probleme der Erwachsenen zu kümmern. Anders ausgedrückt: Kinder beginnen, die Verantwortung zu übernehmen, der die Eltern nicht nachkommen. Ich höre z. B. häufig von Patientinnen und Patienten, dass sie in ihrer Kindheit bei einem chronischen Partnerschaftskonflikt der Eltern begonnen haben, zwischen beiden zu vermitteln.

Kindern macht es meistens Angst, wenn die Eltern sich streiten. Eigentlich brauchen sie dann Beachtung und Unterstützung. Aber wenn die Eltern zu sehr mit sich selbst und ihrem Konflikt beschäftigt sind, übersehen sie die Angst der Kinder. Die Kinder nehmen sich oft auch aktiv zurück, um die offensichtliche Belastung ihrer Eltern nicht noch weiter zu vergrößern. Diese Kinder haben somit große Verantwortung für den Zusammenhalt der Familie übernommen.

Das ist für Kinder immer eine Überforderung. Selbst wenn es ihnen gelingt, die Ehe der Eltern zu stabilisieren, zahlen sie dafür einen hohen Preis. Denn in dem Maße, in dem sie Verantwortung für die Eltern übernehmen, können sie keine Verantwortung für sich selbst übernehmen. Sie wachsen mit der Grundüberzeugung heran, sich mehr um andere kümmern zu müssen als um sich selbst. So wird der Grundstein zu einem Mangel an Selbstverantwortung gelegt, der im weiteren Leben viele Probleme verursachen und sogar zur Depression und anderen seelischen Erkrankungen führen kann.

Selbstverantwortung und Schuld

Es gibt eine öffentliche Diskussion darüber, ob Depressive »selbst schuld« an ihrer Depression sind. Das ist schlicht Unsinn, der nur von Menschen vertreten werden kann, die wenig von Depression verstehen. Depression ist eine seelische Erkrankung, die mit erheblichen Einbußen an Lebensqualität und massivem Leiden bis hin zu einem erhöhten Selbstmordrisiko verbunden ist. Niemand begibt sich bewusst oder absichtlich in einen derartig qualvollen Zustand. Da Depressive ohnehin oft unter Schuldgefühlen leiden – ein typisches Symptom der Depression –, ist diese Diskussion nicht hilfreich.

Die Zuweisung, selbst schuld an der Depression zu sein, ist eine Form der sozialen Stigmatisierung, oft begleitet von dem Vorwurf, einfach nur zu »jammern« oder Rücksicht, Aufmerksamkeit oder Leistungen aus dem Versorgungssystem einzufordern. Der verständliche Wunsch, einer Stigmatisierung und Ausgrenzung zu entgehen, führt seitens der Betroffenen oft zu einer Sehnsucht danach, ihre Depression als körperliche Erkrankung zu betrachten, als eine »richtige« Krankheit also, die man sich nicht einfach nur einbildet und die mit »richtigen« Medikamenten behandelt werden muss.

Meines Erachtens bringt die Pharmaindustrie hier recht geschickt ihre eigenen, auf Profit ausgerichteten Interessen ein und fördert diese Sichtweise, angeblich zum Wohle der Betroffenen. Wie in den Kapiteln »Biologische Ursachen der Depression« (Seite 18) und »Wissenswertes über Antidepressiva« (Seite 30) beschrieben, lässt sich das Verständnis von Depression als körperlicher Erkrankung jedoch wissenschaftlich nicht halten, auch die Verwendung von Antidepressiva ist der falsche Weg.

Selbstverantwortung und Opferhaltung

Im Kapitel »Psychische Ursachen von Depression« (Seite 57) wurde schon gezeigt, wie wichtig die prägenden Entwicklungsbedingungen in der Kindheit für die Entstehung von Risikofaktoren für Depression sind. Oft ist die Situation in der Herkunftsfamilie mit Überforderung und Leiden verbunden, Kinder werden vernachlässigt, in Extremfällen sind sie Opfer von Misshandlung und Missbrauch.

Es ist aus meiner Sicht für den Heilungsprozess sehr wichtig, in einer Psychotherapie die oft genug dramatischen Situationen zu betrachten und zu würdigen, in der depressive Patientinnen und Patienten als Kinder waren. Sehr häufig geschieht das zum ersten Mal, und ich erlebe immer wieder, wie berührend und aufwühlend ein solcher Moment des Erkennens ist. Vieles, was die Patientinnen und Patienten in ihrem späteren Leben erfahren haben, erhält erstmals einen sinnhaften Zusammenhang. Ein »roter Faden« wird erkennbar, der sich durch das Leben zieht und auch die jetzige Depression verstehbar macht.

Das ist ein guter Einstieg in den Prozess der Psychotherapie, der auch mit Phasen von intensiver Traurigkeit oder Wut auf die Eltern verbunden sein kann. Es darf aber nicht dazu führen, dass die Verantwortung für die eigenen Probleme nun den Eltern zugeschoben wird. Auch wenn man als Kind das Opfer von Vernachlässigung, Misshandlung etc. durch die Eltern war – als erwachsener Mensch ist man kein Opfer der Eltern mehr.

Wohlgemerkt, hier geht es nicht um Situationen, in denen man als Erwachsene tatsächlich zum Opfer wird, etwa bei erlittener Gewalt (siehe nächster Abschnitt). Es geht um den Wunsch, als Opfer *betrachtet* zu werden, um die sogenannte Opferhaltung. Opfer von Gewalt und Missbrauch zu sein ist etwas gänzlich anderes als die Opferhaltung. Die Opferhaltung ist verlockend, weil sie als Rechtfertigung dafür dienen kann, keine Selbstverantwortung übernehmen zu müssen, nach dem Motto: »Meine Mutter ist schuld daran, dass ich immer wieder depressiv werde.« Die Opferhaltung wird nicht absichtlich oder vorsätzlich eingenommen, aus psychotherapeutischer Sicht steckt auch dahinter eine echte Not, die aber an anderer Stelle liegt, als die Betroffenen es selbst meinen. Die Opferhaltung ist eine Falle, weil sie »funktioniert«. Oft wird damit erreicht, dass andere Menschen besondere Rücksicht nehmen. In der Opferhaltung ist es jedoch nicht möglich, echte Lösungen für die eigenen Probleme zu erreichen. Übernahme von Selbstverantwortung hilft, eine Opferhaltung zu überwinden.

Selbstverantwortung und sexueller Missbrauch

Die Opfer von Vergewaltigung oder sexueller Nötigung in Partnerschaften im Jahr 2019 in Deutschland waren zu 98 Prozent weiblich. Der hier verwendete Begriff der Selbstverantwortung könnte dazu missbraucht werden, den betroffenen Frauen eine Schuld an den Übergriffen zuzuschreiben (»Blame the Victim«). Zuweilen geht das so weit, dass das Opfer zur Täterin gemacht wird und umgekehrt.

Das ist eine häufige Form der Relativierung der Schuld von Tätern, oft auch Ausdruck einer versteckten Frauenfeindlichkeit in männlich dominierten Gesellschaften. Im Rahmen einer Psychotherapie mit den Opfern sexueller Gewalt in Beziehungen sollte die Bedeutung der Selbstverantwortung dennoch geprüft werden, etwa dann, wenn es um wiederholte Gewalterfahrungen geht und die Opfer nicht in der Lage sind, sich davor zu schützen (siehe das dritte Beispiel zu Beginn dieses Kapitels,

Seite 77). Allerdings ist das ein kompliziertes Problem und muss in jedem Einzelfall sorgfältig betrachtet werden.

Noch drastischer ist die Umkehrung des Täter-Opfer-Verhältnisses, wenn es um den sexuellen Missbrauch von Kindern geht. Die Täter versuchen manchmal, ihre Selbstverantwortung zu verleugnen, indem sie den Kindern unterstellen, den Missbrauch gewollt oder Vergnügen daran gehabt zu haben. Eine andere Verleugnungsstrategie ist der Verweis von Tätern darauf, als Kind selbst Opfer eines sexuellen Missbrauchs geworden zu sein und darum nicht für die eigene Tat verantwortlich gemacht werden zu können. Selbst wenn das zutrifft, ist das Argument falsch. Man kann sehr wohl früher Opfer gewesen sein und später selbst zu einem Täter werden, der vollständig verantwortlich für seine Taten ist.

Selbstverantwortung und soziale Ungleichheit

Das psychologische Konzept der Selbstverantwortung hat nichts zu tun mit neoliberalen Ideologien, bei denen z. B. extrem ungleiche Verteilungen von Einkommen und Besitz durch unterschiedliche Leistungen gerechtfertigt werden sollen, nach dem Motto: Die Armen sind selbst schuld an ihrer Armut und die Reichen haben ihren Reichtum verdient.

Diese Theorie, auch »Meritokratie« genannt, ist nachweislich falsch.[56] Reichtum wird meistens ebenso vererbt wie Armut. Die Schere zwischen Arm und Reich geht in Deutschland ebenso wie in der ganzen Welt immer weiter auseinander. Diese wachsende Kluft liegt wesentlich an einem Steuersystem, das durch zahlreiche Schlupflöcher dazu führt, dass große Einkommen und Vermögen letztlich geringer besteuert werden als kleine (siehe Kapitel »Soziale Ursachen von Depression«, Seite 49).

Es wäre einfach nur zynisch, Armut als Folge einer zu geringen Leistungsbereitschaft zu bezeichnen, die jeder selbst zu verantworten hat. Ebenso falsch und zynisch ist es, die Unterlassung sinnvoller staatlicher Regulierungen (z. B. beim Schutz des Klimas oder zur Verhinderung von Kinderarbeit) mit individueller Selbstverantwortung zu begründen: »Beim Einkauf kann sich ja jeder vor dem Regal für klimafreundliche Produkte entscheiden!«. Das ist Rhetorik im Interesse von Kreisen, die von der Deregulierung profitieren.

Es geht auch anders. Dass heute beispielsweise weniger geraucht wird und weniger Menschen an den Folgen des Nikotinkonsums sterben als früher, liegt nicht an einer gestiegenen Selbstverantwortung, sondern an gesetzlichen Vorgaben (z. B. Rauchverbot in öffentlichen Räumen, Einschränkung der Werbung).

Selbstverantwortung, Psychotherapie und Antidepressiva

In jeder Form der Psychotherapie hängt der Erfolg der Behandlung davon ab, ob die Patientinnen und Patienten hinreichend Selbstverantwortung übernehmen. Wenn die Selbstverantwortung eines Menschen gering ist, so ist das höchstwahrscheinlich eine wichtige Ursache für den Leidensdruck, der ihn in die Psychotherapie führt. Die Erhöhung der Selbstverantwortung sollte daher ein wesentliches Therapieziel sein. Verfügen Patientinnen und Patienten schon von Anfang an über eine hohe Selbstverantwortung, so können sie umso leichter von der Psychotherapie profitieren.

Wenn Menschen mit geringer Selbstverantwortung eine Psychotherapie aufnehmen, erwarten sie die Lösung der Probleme wahrscheinlich zunächst von ihrer Therapeutin bzw. ihrem Therapeuten. So funktioniert Psychotherapie aber grundsätzlich nicht: Die Aufgabe von Psychotherapeutinnen und -therapeuten ist nicht, die Probleme der Patientinnen und Patienten zu lösen. Es geht vielmehr darum, diese Probleme zu verstehen und gemeinsam mögliche Lösungswege zu entwickeln. Diese Wege müssen dann die Patientinnen und Patienten selbst beschreiten. Dazu müssen sie Selbstverantwortung übernehmen. Das ist aber nicht selbstverständlich.

Die Ablehnung von Selbstverantwortung kann kurzfristig Vorteile haben (z. B. keine schwierige Auseinandersetzung mit den eigenen Problemen, Vermeidung von Veränderungen, die meistens Angst machen). Daher kann es verlockend sein, die Übernahme der Selbstverantwortung auch weiterhin abzulehnen. Wenn Patientinnen und Patienten sich so entscheiden, ist das ihr gutes Recht. Wahrscheinlich wird sich dann aber wenig an ihren Problemen ändern. Langfristig hat die Ablehnung von Selbstverantwortung negative Auswirkungen (z. B. chronische Konflikte, anhaltende Überlastung am Arbeitsplatz). In einer Psychotherapie sollten daher die kurzfristigen Vorteile und die langfristigen Nachteile aufgezeigt und abgewogen werden.

Auf unserer Station »Aaron T. Beck«, siehe Seite 127, hat das Thema Selbstverantwortung bei den meisten Behandlungen eine zentrale Bedeutung und wird in Einzelgesprächen und Therapiegruppen oft zum Thema gemacht. Die Verwendung des oben beschriebenen SVIs hat gezeigt, dass depressive Patientinnen und Patienten am Anfang der stationären Behandlung eine im Vergleich zu Gesunden deutlich verringerte Selbstverantwortung mitbringen. Durch die intensive Psychotherapie lernen sie, ihre Haltung zu verändern. Wenn es auf die Entlassung zugeht, ist die Selbstverantwortung durchschnittlich sehr viel stärker geworden, und die Depression ist durchschnittlich stark zurückgegangen.

Durchschnittlich – das bedeutet zugleich, dass unsere Behandlung nicht bei allen Patientinnen und Patienten gleichermaßen erfolgreich ist. In der Psychotherapieforschung ist es ein wichtiges Thema, herauszufinden, warum Psychotherapie manchmal nicht so wirksam ist wie erhofft. Das habe ich bei einer Stichprobe von insgesamt 338 Betroffenen der Station, die wegen einer depressiven Erkrankung aufgenommen worden waren, genauer untersucht. Am Ende der Behandlung waren 65,4 Prozent von ihnen gar nicht mehr depressiv, 17,8 Prozent waren nur noch leicht depressiv, 11,2 Prozent waren noch mittelgradig depressiv und immerhin 5,6 Prozent waren weiterhin schwer depressiv. (Zur Erinnerung: Die Patientinnen und Patienten, die am Ende ihrer Behandlung Antidepressiva einnahmen, waren meistens etwas depressiver als die, die keine einnahmen.)

Es ist sehr aufschlussreich, zu betrachten, wie es bei diesen vier Gruppen mit der am Ende der Behandlung erreichten Selbstverantwortung aussieht (siehe Abb. Seite 86).

Die Nulllinie bei der Selbstverantwortung entspricht in dieser Darstellung dem Durchschnittswert, den Gesunde im SVI erreichen, mit einem von +1 bis -1 reichenden Schwankungsbereich (das ist der so-

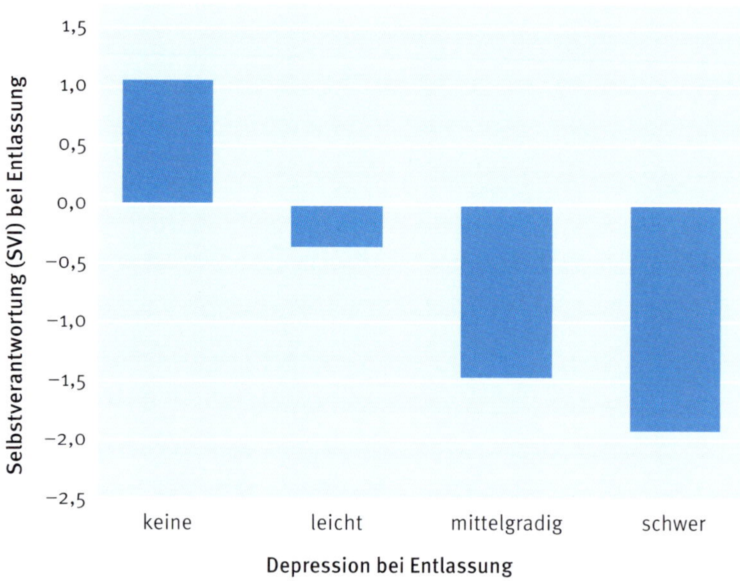

Zusammenhang des Erfolgs der stationären Behandlung (Depressivität bei Entlassung) mit der erzielten Selbstverantwortung.

genannte »Normalbereich«). Patientinnen und Patienten, die bei der Entlassung gar nicht mehr depressiv waren, erreichten ein Niveau der Selbstverantwortung, das sogar überdurchschnittlich hoch war. Die nur noch leicht depressiven Patientinnen und Patienten lagen zwar leicht unterhalb des Durchschnitts der Gesunden, aber noch innerhalb des Normalbereichs. Die Selbstverantwortung der mittelgradig oder schwer Depressiven hingegen war auch am Ende der Behandlung immer noch ziemlich gering. Weitere Auswertungen, auf die ich hier nicht im Detail eingehe, bestätigten das: Der Behandlungserfolg – also der Rückgang der Depression, zu dem es zwischen Anfang und Ende der stationären Behandlung kam – hing ganz erheblich davon ab, wie hoch die Selbstverantwortung der Patientinnen und Patienten war.

Patientinnen und Patienten, die an ihrem Antidepressivum festhielten, hatten eine geringere Selbstverantwortung als diejenigen, die sich ohne Antidepressivum behandeln ließen. Sie erwarteten die Lösung ihrer Probleme offenbar von dem Medikament. Die Hoffnung auf die Hilfe durch ein Antidepressivum hängt mit einer geringen Selbstverantwortung zusammen. Leider trügt diese Hoffnung, denn – wie schon beschrieben – diese Patientinnen und Patienten waren am Ende der Behandlung sogar etwas depressiver als diejenigen, die allein auf die Psychotherapie gesetzt und sich gegen das Antidepressivum entschieden hatten.

Zusammenfassend kann man festhalten: Die Übernahme von Selbstverantwortung spielt für die Überwindung einer Depression meistens eine wesentliche Rolle.

8 Konstruktive Aggression und ihre Hemmung

Konstruktive Aggression ist ein psychologisches Konzept. Es ist relativ neu und bislang wenig bekannt, hat sich aber bereits als nützlich für das Verständnis und auch für die Behandlung von Depression erwiesen.[57] Mit konstruktiver Aggression ist ein komplexes Verhaltenssystem gemeint, das sich in der stammesgeschichtlichen Entwicklung des Menschen herausgebildet hat und dazu dient, die Beziehungen zwischen den Mitgliedern eines sozialen Systems (z. B. Paarbeziehung, Familien, Gruppen) zu stabilisieren, indem alle zum Überleben wichtigen Dinge auf gewaltfreie Weise mehr oder weniger gerecht verteilt werden. Dadurch wird der Zusammenhalt des Systems gestärkt, was für alle Mitglieder von Vorteil ist. Konstruktive Aggression muss unbedingt unterschieden werden von der destruktiven Aggression. Das ist gewalttätiges oder impulsives Verhalten, mit dem anderen Personen gezielt Schaden zugefügt werden soll, also etwas ganz anderes.

Konstruktive Aggression ist angeboren, so ähnlich wie die Fähigkeit zur Sprache. Wir alle reagieren intuitiv, wenn wir uns z. B. unfair behandelt führen, dass muss niemand lernen. Wenn Sie kleine Kinder haben, könnten Sie das in einem einfachen Experiment zeigen (bitte führen Sie es nur in Gedanken durch, nicht in Wirklichkeit). Wenn Sie zwei Kindern jeweils ein Bonbon geben, werden beide sich vermutlich freuen. Wenn

Sie aber einem der Kinder zwei, dem anderen vier Bonbons geben, werden sie anders reagieren. Das Kind, das nur zwei Bonbons bekommen hat, wird unglücklich oder wütend sein. Vielleicht wird auch das Kind mit den vier Bonbons nicht zufrieden sein, weil es die Verteilung ebenfalls als ungerecht erlebt. Oder es will egoistisch alle vier Bonbons behalten und zieht damit den Ärger des anderen Kindes auf sich. Es könnte zu Streit und Tränen kommen. Warum eigentlich? Beide Kinder haben doch einen Vorteil, beide haben mehr bekommen als zuvor. Hier ist der tiefere Sinn der konstruktiven Aggression erkennbar. Sie führt dazu, dass wahrscheinlich beide Kinder drei Bonbons bekommen würden.

Konstruktive Aggression versetzt Menschen in die Lage, sich für ihre berechtigten Bedürfnisse und Interessen einzusetzen. Diese Bedeutung von Aggression steckt bereits in der lateinischen Wurzel des Wortes, nämlich dem Verb *aggredī*. Man kann es übersetzen mit »sich etwas annähern« oder »sich auf etwas zu bewegen«. Sie befähigt Menschen ebenso, sich zu wehren, wenn sie bedrängt oder ihre Grenzen überschritten werden. All das löst zunächst entsprechende Gefühle aus, z. B. Verlangen, Neugier oder Ärger. Diese Gefühle führen zu konstruktiv-aggressivem Verhalten.

Alltagsbeispiele für konstruktiv-aggressives Verhalten

- *Eine Frau sieht auf einer Party einen Mann, den sie gern näher kennenlernen würde. Sie lächelt ihn an, nähert sich und beginnt ein Gespräch.*
- *In der Warteschlange an einer Kasse drängelt sich jemand vor. Die anderen Kunden fordern ihn auf, sich hinten anzustellen.*
- *Ein Angestellter wird von seinem Chef aufgefordert, Überstunden zu machen. Er lehnt ab, weil er erschöpft ist und sich erholen will.*
- *Eine Frau will ein höheres Gehalt und bringt diese Forderung bei ihrem Vorgesetzten vor.*
- *Am Ende eines Essens ist noch ein letztes Stück Fleisch übrig. Eine Person fragt, ob noch jemand anders das Stück haben will, und nimmt es sich, als sich niemand meldet.*

Konstruktive Aggression zeigt sich nicht nur in dem, was man sagt und tut, sondern auch in der Art und Weise, wie man es tut, also nonverbal in Mimik, Gestik, Körperhaltung und Betonung.

Zwar kommt jeder Mensch mit der Fähigkeit zur konstruktiven Aggression auf die Welt, aber unter bestimmten Umständen kann die Entfaltung dieser Fähigkeit unterdrückt werden. Dafür werde ich ab jetzt den Begriff »Aggressionshemmung« verwenden.

Aggressionshemmung kann durch schlechte Erfahrungen mit destruktiver Aggression im Elternhaus entstehen, z. B. durch einen cholerischen, gewalttätigen Vater, der immer wieder die Kontrolle über sich verliert und Frau bzw. Kinder schlägt. Kinder aus einer solchen Familie können Angst bekommen, wenn sie feststellen, dass sie selbst auch manchmal Ärger verspüren, weil sie befürchten, genauso die Kontrolle über sich zu verlieren wie der Vater. Dabei ist das etwas völlig anderes. Wie bereits gesagt: Konstruktive Aggression hat nichts mit Gewalttätigkeit zu tun. Es ist aber umgekehrt so, dass eine starke Aggressionshemmung zur Unterdrückung von Ärger führen kann, die sich dann so lange ansammelt, bis die betreffende Person wie ein Pulverfass »explodiert« (darauf gehe ich gleich noch ein). Diese Person erschrickt dann über sich selbst und versucht oft, ihren Ärger noch stärker zu unterdrücken – ist also in einem klassischen Teufelskreis gefangen.

Neben individuellen Entwicklungsbedingungen, die zu Aggressionshemmung führen können, gibt es auch kulturelle Aspekte, die sich ebenso auswirken können. Übertriebene Höflichkeitsregeln können bewirken, dass man sich zu sehr zurücknimmt und nicht mehr offen sagt, was man will. Sich aus einer Ehe zu lösen, die nicht mehr funktioniert und nur noch mit beiderseitigem Leiden verbunden ist, ist ebenfalls eine Form konstruktiver Aggression. Die religiöse Forderung, eine Ehe müsse halten, »bis dass der Tod euch scheidet«, kann zu Aggressionshemmung führen.

Kulturelle Aggressionshemmung – ein Beispiel von den Māori

Eine besonders drastische Konsequenz von kultureller Aggressionshemmung zeigt sich in einer Anekdote der Māori, der Ureinwohner Neuseelands. Sie handelt von einem berüchtigten Nimmersatt, der alle Fischer an dem Küstenstreifen, in dem er lebte, verärgerte, weil er sie dauernd um die besten Stücke ihres Fangs bat. Seine direkte Bitte um Nahrung war in der Māori-Kultur praktisch unmöglich abzulehnen, also gaben die Fischer ihm pflichtschuldigst, worum er gebeten hatte. Aber eines Tages beschlossen sie, dass es genug war, und brachten ihn kurzerhand um.[58]

Bei den Fischern hat sich offenbar über einen längeren Zeitraum erheblicher Ärger auf ihren Nachbarn angesammelt, weil dieser eine Höflichkeitsregel, die zu freundlichem Verhalten führen soll, zu seinem persönlichen Vorteil ausnutzte. Dies führte schließlich zu einem Ausbruch massiver Gewalt. Man kann annehmen, dass dies nicht geschehen wäre, wenn die Fischer die als unangemessen erlebten Forderungen des Nachbarn konstruktiv-aggressiv zurückgewiesen hätten, sobald ihr Ärger begann. Der Schmarotzer hätte dann die Chance gehabt, sein Verhalten zu korrigieren und die Gruppe hätte nicht eines ihrer Mitglieder verloren.

Aggressionshemmung und Depression

Aggressionshemmung ist an sich kein Krankheitssymptom. Auch eine ausgeprägte Aggressionshemmung muss nicht zwangsläufig zu Problemen führen, sofern die aktuelle Lebenssituation konstruktiv-aggressives Verhalten nicht erfordert, weil man alles bekommt, was man braucht, also zum Beispiel niemand die Grenzen überschreitet und die Mitmenschen rücksichtsvoll und zuvorkommend sind.

Sobald jedoch diese günstigen Bedingungen wegfallen, zeigen sich schnell die Nachteile der Aggressionshemmung. Sie erhöht das Risiko, unzufrieden mit seinem Leben zu sein, Ängste zu entwickeln, Wut anzusammeln und depressiv zu werden. Depressive Menschen sind häufig aggressionsgehemmt. Sie haben früh gelernt, immer »den unteren Weg« zu gehen, »pflegeleicht« zu sein, sich selbst zurückzunehmen, niemandem zur Last zu fallen und Konflikte nach Möglichkeit zu vermeiden. Häufig haben depressive Menschen bereits als Kind in ihrer Herkunftsfamilie die Rolle des »selbstlosen Helfers« übernommen. Sie unterstützen meistens die erwachsenen Bezugspersonen, auch wenn es sie selbst überfordert. Wir haben dieses Muster bereits im Kapitel »Selbstverantwortung« (Seite 76) betrachtet. Dazu gehört auch, dass eigene Bedürfnisse und Gefühle unterdrückt werden, um die anderen damit nicht zu stören oder zu belasten – das ist die Basis der Aggressionshemmung. Dieses Muster ist eingeprägt. Es besteht also weiter, wenn das Kind herangewachsen ist und sein eigenes Leben gestaltet. So kommen aggressionsgehemmte Menschen in ihrem Leben immer wieder zu kurz. Ich veranschauliche das mit dem Beispiel eines Patienten meiner Station aus der Anfangsphase seiner Behandlung (Seite 93).

Beispielfall für Aggressionshemmung

Alfred ist 46 Jahre alt und Tischler von Beruf. Er war früher verheiratet, lebt aber jetzt allein. Er wurde wegen einer schweren Depression aufgenommen. Alfred ist ein sehr sympathischer Mann, beliebt, immer höflich und warmherzig, lächelt schnell, wenn man sich mit ihm unterhält. Er ist niemals jemandem böse, kann keiner Fliege etwas zuleide tun, Harmonie ist für ihn sehr wichtig. Er kann keine Grenzen setzen, nicht bei Nachbarn, nicht in seinem Freundeskreis, schon gar nicht in seinen Partnerschaften. Alfred ist ein Paradebeispiel für einen aggressionsgehemmten Menschen. Er gibt anderen »sein letztes Hemd«, selbst wenn er es dringend selbst braucht. Wir haben mit Alfred eine therapeutische Übung verabredet: Er sollte sich in ein Café setzen, dort ein Getränk bestellen und bei der Bezahlung kein Trinkgeld geben. Das machte er auch. Als er das Café verlassen wollte, überkamen ihn allerdings derartig starke Schuldgefühle, dass er umkehrte und der Dame, die ihn bedient hatte, zu ihrer Verblüffung den kompletten Inhalt seines Portemonnaies übergab. (Zum Glück hatte er nur ca. 20 Euro dabei.)

Um die Zusammenhänge zwischen Aggressionshemmung und Depression wissenschaftlich zu untersuchen, ist es erforderlich, zu bestimmen, wie stark die Aggressionshemmung eines Menschen eigentlich ist. Also habe ich zu diesem Zweck ebenfalls einen neuen Fragebogen entwickelt, das Aggressionshemmungs-Inventar (AHI).[59] Ich habe diesen Fragebogen bei sehr vielen depressiven Patientinnen und Patienten eingesetzt, und es hat sich tatsächlich gezeigt: Depressive sind – jedenfalls am Anfang der Behandlung – meistens ausgesprochen aggressionsgehemmt. Mehr noch: je stärker die Aggressionshemmung, desto stärker auch die Depressivität. Daher ist für uns meistens ein zentrales Ziel bei der Behandlung von Depression, die Aggressionshemmung abzubauen. Selbstverständlich ändern Antidepressiva gar nichts an der Aggressionshemmung – ein weiterer Grund, warum sie, abgesehen von dem Placeboeffekt, wirkungslos sind.

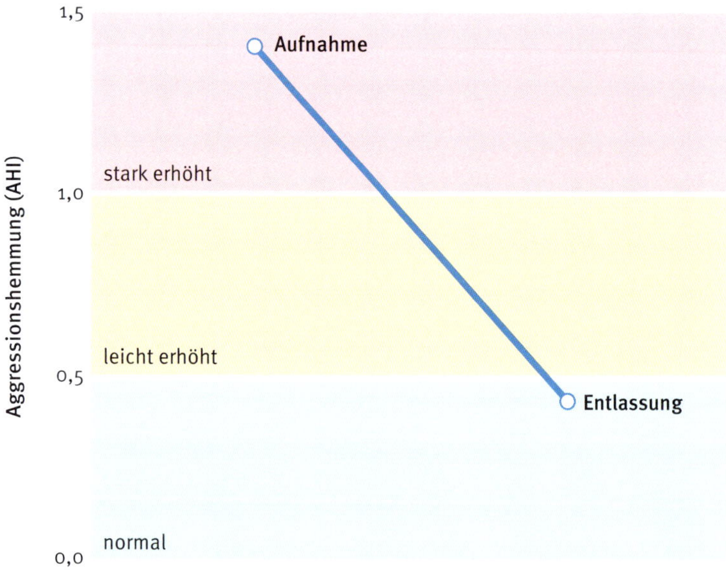

Rückgang der Aggressionshemmung vom Anfang bis zum Ende einer stationären Behandlung

Die Abbildung zeigt die Veränderung der Aggressionshemmung zwischen Beginn und Ende der stationären Behandlung bei 270 depressiven Patientinnen und Patienten.

Der deutliche Rückgang der Aggressionshemmung (AHI-Werte) ist leicht erkennbar. Bei der Entlassung lagen die Werte in der Nähe des Bereichs, den Gesunde durchschnittlich erreichen. Das ist die Nulllinie, und die Patientinnen und Patienten lagen nur noch leicht darüber.

Wie wichtig der Abbau der Aggressionshemmung für die Prognose ist, also für den weiteren Krankheitsverlauf, ergibt sich aus einer weiteren Auswertung. Es kam bei 24 der oben genannten 270 Patientinnen und Patienten nach der Entlassung zu einem Rückfall, einer neuerlichen depressiven Episode, die eine weitere Behandlung auf unserer Station erforderlich machte. In solchen Fällen ist immer wichtig zu verstehen, warum das passiert ist, damit man bei der zweiten Behandlung besser darauf achten kann. Die Depression war bis zur Entlassung bei diesen 24 Patientinnen und Patienten ebenso zurückgegangen wie bei den ande-

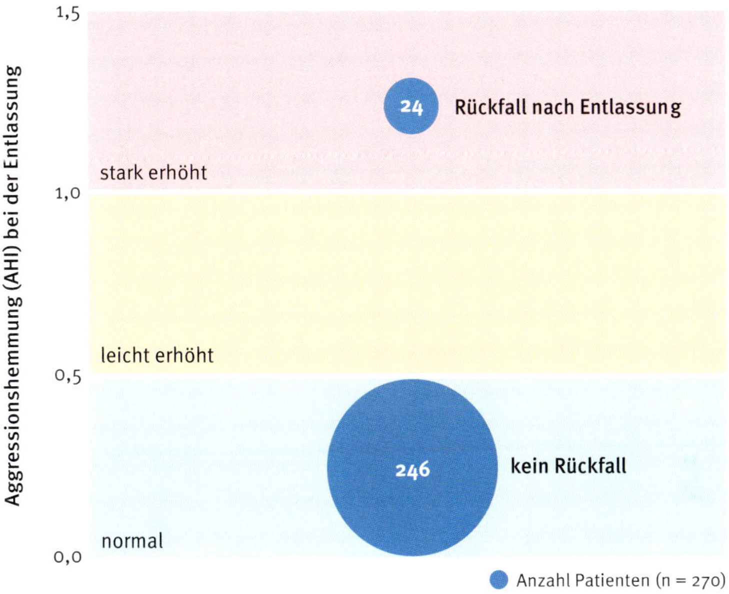

Aggressionshemmung am Ende der stationären Behandlung: Unterschied zwischen Patientinnen und Patienten, die später wegen eines Rückfalls in die Depression erneut aufgenommen wurden, und denen, die stabil blieben.

ren. Auch der Anteil derjenigen, die bei der Entlassung Antidepressiva einnahmen, war etwa gleich groß. Was hat also den Unterschied ausgemacht? Es stellte sich heraus, dass die Aggressionshemmung bei den 24 Rückfälligen auch bei der Entlassung immer noch sehr stark war, obwohl ihre Depression genauso zurückgegangen war wie bei allen anderen.

Das ist eine sehr wichtige Beobachtung, die bedeutet: Je besser es in der Psychotherapie gelungen ist, die Aggressionshemmung abzubauen, desto besser waren die Betroffenen davor geschützt, nach der Behandlung erneut depressiv zu werden. Den 24 Patientinnen und Patienten ging es am Ende der Behandlung zwar ebenso gut wie allen anderen, aber das lag offenbar eher daran, dass sie sich in dem Schutzraum der vollstationären Behandlung einfach nur erholt hatten, ohne genügend Rüstzeug für ihr richtiges Leben mitgenommen zu haben.

Alfred war übrigens einer der 24 Rückfälligen. Am Ende der ersten Behandlung hatte er immer noch einen AHI-Wert von 1,6 – seine Aggressionshemmung war selbst im Vergleich mit anderen Depressiven ausgesprochen stark und hartnäckig. Aber bei der nächsten Behandlung kam der entscheidende Durchbruch, diesmal war sein AHI-Wert auf 0,4 zurückgegangen. Seither (es sind inzwischen einige Jahre vergangen) kommt er in seinem Leben auch ohne die Station zurecht.

9 Aktiv gegen Depression vorgehen

Dieses Kapitel setzt an der Beschreibung der Ursachen einer depressiven Störung an, wie sie im Kapitel »Psychische Ursachen von Depression« (Seite 57) dargestellt wurden. Sehen Sie sich nochmals die Abb. »Das Dreieck aus Gefühlen, Verhalten und Denken« (Seite 69) an. Die wechselseitigen Zusammenhänge zwischen Fühlen, Denken und Verhalten machen es möglich, die depressive Abwärtsspirale zu durchbrechen und stattdessen eine Aufwärtsspirale in Gang zu setzen, die aus der Depression herausführt. Wie beschrieben, kann man seine Gefühle nicht auf direkte Weise verändern, indem man z. B. einfach aufhört, niedergeschlagen zu sein, und damit beginnt, fröhlich zu sein. Aber indirekt kann man seine Gefühle sehr wohl beeinflussen, indem man sein Verhalten oder sein Denken verändert; dieses geänderte Verhalten bzw. Denken führt dann zu Änderungen der Gefühle.

Falls Sie Schwierigkeiten haben, sich das vorzustellen, so versuchen Sie doch einfach mal, die Anzahl ihrer Herzschläge pro Minute (man nennt das auch die Herzrate) zu verändern. Lassen Sie es schneller oder langsamer schlagen. Wenn Sie kein Fakir sind, wird es Ihnen nicht gelingen. Dennoch können Sie jederzeit *indirekt* Ihre Herzrate verändern, entweder über Ihr Verhalten oder über Ihr Denken. Das ist überhaupt kein Problem. Fangen wir mit dem Verhalten an: Wenn Sie wollen, dass Ihr

Herz langsamer schlägt, so legen Sie sich hin, entspannen sich und atmen ruhig und langsam ein und aus. Wollen Sie, dass es schneller schlägt, so machen Sie 20 Kniebeugen. Genauso leicht ist es, die Herzrate mit seinem Denken zu verändern: Wenn Sie wollen, dass Ihr Herz langsamer schlägt, so machen Sie eine Phantasiereise und stellen sich vor, Sie säßen an einem warmen, windstillen Frühlingsnachmittag auf einer Waldwiese, wo Sie nur das Summen von Bienen und ab und zu einen Kuckuck hören. Wenn Sie Ihre Herzrate mit Ihren Gedanken erhöhen wollen, so rufen Sie sich eine Minute lang an die peinlichste Situation in Erinnerung, die Ihnen in Ihrem ganzen Leben jemals passiert ist. Sie sehen, man muss kein Fakir sein, um ein vegetativ gesteuertes Organ wie das Herz mit seiner Willenskraft zu beeinflussen.

Mit den Gefühlen ist es ganz ähnlich. Wir werden uns jetzt damit beschäftigen, wie man das eigene Verhalten und das eigene Denken so verändern kann, dass depressive Gefühle abklingen und nicht so leicht zurückkehren. Wir werden mit dem Verhalten beginnen.

Verhalten ändern: konstruktive Aktivitäten

Mit »konstruktiver Aktivität« ist hier jede Verhaltensweise gemeint, die drei bestimmte Merkmale hat.

DREI MERKMALE KONSTRUKTIVER AKTIVITÄTEN:

- 1. Sie wissen aus Ihrer eigenen Lebenserfahrung, dass Sie das früher gern gemacht haben, dass es Ihnen Freude gemacht hat.
- 2. Es ist mit wenig Aufwand verbunden und kostet weder übermäßig viel Geld noch Zeit noch Kraft.
- 3. Es ist etwas, das Sie aktiv tun können. Sie müssen nicht darauf warten, dass es passiert oder von jemand anderem getan wird.

TYPISCHE KONSTRUKTIVE AKTIVITÄTEN, die ich häufig von meinen Patientinnen und Patienten höre, sind:

- einen Spaziergang machen
- Essen gehen oder sich etwas kochen
- mit dem Fahrrad oder E-Bike fahren
- ein Gesellschaftsspiel spielen
- ins Kino gehen
- sich mit jemandem verabreden
- mit einem Freund/einer Freundin (oder Bekannten oder Verwandten) telefonieren
- einen Filmabend veranstalten
- ein Buch lesen
- Musik hören
- zum Friseur gehen
- sich mit einer Tasse Tee auf den Balkon setzen
- einem Hobby nachgehen (Malen, Basteln, Musizieren etc.)

Die Liste lässt sich beliebig verlängern. Man muss für sich selbst entscheiden, was geeignete konstruktive Aktivitäten sind. Keine konstruktive Aktivität wäre es, im Lotto zu gewinnen, weil man das nicht aktiv herbeiführen kann. Man braucht dazu Glück (der Kauf eines Loses hingegen könnte eine konstruktive Aktivität sein, weil man das selbst in der Hand hat). Ein zweiwöchiger Urlaub ist auch keine konstruktive Aktivität im hier gemeinten Sinn, weil das mit viel Aufwand verbunden ist. Die Fertigstellung der Steuererklärung, das Führen eines Konfliktgesprächs oder die Bezahlung einer Rechnung sind ebenfalls keine konstruktiven Aktivitäten. Es sind zwar nützliche und notwendige Tätigkeiten, aber sie sind zugleich lästig oder anstrengend (für die meisten Menschen).

Konstruktive Aktivitäten gehören im Normalfall – außerhalb einer Depression – zum Alltag. Man braucht sie sich im normalen Leben nicht fest vorzunehmen, man macht sie einfach, weil es Spaß macht, das ist Grund genug. Es geht quasi »von selbst«.

Wenn man depressiv ist, sieht das ganz anders aus. Die Entstehung einer Depression ist meistens ein schleichender Prozess, bei dem man nach und nach, eine nach der anderen, seine konstruktiven Aktivitäten aufgibt. Manchmal merken die Betroffenen lange Zeit gar nicht, dass ihr Alltag immer leerer und bedrückender wird. Sie werden immer passiver, ziehen sich immer weiter zurück. So zeigt sich die Abwärtsspirale. Logisch – konstruktive Aktivitäten wären eine gute Alternative. An dieser Stelle gibt es meistens zwei große Einwände, mit denen wir uns befassen müssen.

Einwand 1: Ich habe keine Lust

»Früher hat mir … (hier können Sie irgendeine konstruktive Aktivität einsetzen) Freude bereitet, aber das ist lange vorbei. Es macht mir keinen Spaß mehr und ergibt daher keinen Sinn.«

Patientinnen und Patienten berichten oft, dass sie selbst schon irgendwann daran gedacht haben, eine aufgegebene konstruktive Aktivität wieder aufzunehmen. Das scheiterte manchmal bereits daran, dass sie überhaupt keine Lust hatten und darum gar nicht erst anfingen. Oder sie fingen an und hörten schnell wieder auf, weil sich die frühere Freude nicht einstellte. Dahinter steckt die Annahme, dass es sinnlos sei, mit einer Aktivität zu beginnen, wenn man keine Lust dazu hat, oder diese Aktivität fortzusetzen, wenn sich die Freude nicht einstellt.

So verständlich das ist – diese Annahme ist falsch. Es geht hier immerhin um ein Leitsymptom der Depression, die Interessen- und Freudlosigkeit. Ein wesentliches Merkmal einer Depression ist es, keine Lust mehr zu haben, etwas zu tun, auch wenn es früher Spaß gemacht hat. Wenn ein depressiver Mensch darauf wartet, dass er Lust hat, eine konstruktive Aktivität zu beginnen, wartet er – wie man so sagt – bis er schwarz wird. Passivität, die Überzeugung, warten zu müssen, selbst nichts tun zu können, das alles gehört bereits zur Abwärtsspirale.

Die gute Nachricht ist: Man braucht keine Lust, um eine konstruktive Aktivität aufzunehmen. Man braucht nur eine Entscheidung. Konstruktive Aktivitäten sind eine Form des Verhaltens, man kann das tun, sofern man es will, unabhängig von allen Gefühlen. Sie können sich z. B. dafür entscheiden, einen Spaziergang zu machen. Sie können sich aber nicht dafür entscheiden, während des Spaziergangs Freude zu empfinden.

Freude ist ein Gefühl, man kann sie nicht einfach »einschalten«, versuchen Sie das also gar nicht erst. Es ist auch nicht nötig. Gehen Sie einfach los! Erwarten Sie auf keinen Fall, dass eine konstruktive Aktivität Ihnen innerhalb einer Depression dasselbe Vergnügen bereitet wie früher.

Einwand 2: Ich habe keine Kraft

»Früher konnte ich mühelos stundenlang (irgendeine konstruktive Aktivität), heute habe ich einfach keine Kraft mehr. Alles ist viel zu anstrengend, ich schaffe es nicht mehr.«

Hier geht es um ein weiteres Leitsymptom, nämlich den Antriebsverlust. Statt »Antrieb« können Sie auch Kraft, Lebensenergie oder Power sagen. Jede Depression geht mit einem Verlust an Energie einher. Selbst Alltagsaktivitäten können daher unfassbar viel Überwindung kosten, im Extremfall kann man seinen Alltag nicht mehr bewältigen. Das kann sich körperlich (z. B. Kraftlosigkeit) ebenso äußern wie geistig (z. B. Konzentrationsstörung). Ich frage meine Patientinnen und Patienten meistens irgendwann im Verlauf der Behandlung, über wie viel Prozent ihrer Energie sie schätzungsweise gerade verfügen, wenn 100 Prozent die Energiemenge ist, die sie früher, als sie noch nicht depressiv waren, normalerweise hatten. Die Antworten fallen sehr unterschiedlich aus, abhängig von der Schwere der Depression und vom Fortschreiten der Behandlung.

Niemand sagt 100 Prozent. Meistens bewegen sich die Schätzungen zwischen 20 und 50 Prozent, der Kraftverlust ist also sehr stark. Entscheidend ist: Es hat auch noch niemand null Prozent gesagt. Auch bei einer schweren Depression ist immer noch etwas Kraft übrig, selbst wenn es nur fünf Prozent wären. Das genügt für eine konstruktive Aktivität. Es kommt lediglich darauf an, sich etwas vorzunehmen, das die aktuell verfügbare Kraft nicht übersteigt. Genau diesen Fehler machen depressive Menschen oft, mit dem Ergebnis, dass sie eine weitere Enttäuschung erleben. Wer früher mühelos zwei Stunden spazieren gehen konnte und jetzt nur noch 50 Prozent seiner Kraft hat, wird sich überfordern, wenn er versucht, dieselbe Strecke zurückzulegen wie in gesunden Zeiten.

Es ist extrem wichtig, die Latte nicht zu hoch zu hängen. Im Gegenteil, man sollte sich ausschließlich Ziele setzen, bei denen man sicher ist, sie zu erreichen. Im Beispiel mit dem Spaziergang könnte das Ziel sein, eine Stunde zu gehen. Oder eine halbe Stunde. Oder zehn Minuten. Erfahrungsgemäß fällt es Menschen mit einer starken Leistungsorientierung oft schwer, »kleinere Brötchen« zu backen. Sie akzeptieren nicht, dass ihre Leistungsfähigkeit derzeit nicht optimal ist. Aber es hilft nichts. Wer sich ein Bein gebrochen hat, würde sich schließlich auch nicht vornehmen, an einem Marathonlauf teilzunehmen.

Bei genauerer Betrachtung sind also beide Einwände (keine Lust bzw. keine Kraft) nicht wirklich stichhaltig.

Vielleicht sind Sie jetzt motiviert, es mit den konstruktiven Aktivitäten auszuprobieren? Ich schlage Ihnen eine einfache Übung vor, die Sie in den nächsten sieben Tagen umsetzen könnten. Erstellen Sie sich zunächst eine Liste von konstruktiven Aktivitäten, die für Sie passend sind. Je länger die Liste ist, desto besser. Beachten Sie bei der Auswahl, dass stets die drei Bedingungen erfüllt werden (früher gern gemacht, geringer Aufwand, aktiv machbar). Sie sollten an jedem der sieben Tage mindestens eine konstruktive Aktivität durchführen, besser mehrere. Unmittelbar, bevor sie mit der konstruktiven Aktivität beginnen, könnten Sie Ihre momentane Stimmung einschätzen. Dazu können Sie das sogenannte »Stimmungsbarometer« verwenden. Das ist einfach eine Zahl zwischen 0 und 100, wobei »0« heißt: »Meine Stimmung ist gerade total schlecht«, während »100« bedeutet: »Meine Stimmung ist im Moment ausgezeichnet.« Sie können alle möglichen Werte dazwischen verwenden, um den Grad Ihrer augenblicklichen Stimmung zu beschreiben, also zum Beispiel 20, 45, 73. Wenn Sie die konstruktive Aktivität beendet haben, schätzen Sie Ihre Stimmung nochmals ein. Es ist offen, wie sich Ihre Stimmung entwickeln wird, es sind alles kleine Experimente. Bei einem Experiment weiß man vorher nie, was herauskommt. Das Ergebnis könnte dann so wie in der abgebildeten Tabelle (Seite 103) aussehen.

Das ist ein recht typisches Ergebnis, wie es die meisten depressiven Patientinnen und Patienten berichten. Bei sieben von zehn konstruktiven Aktivitäten hat sich die Stimmung verbessert, einmal ist sie gleichgeblieben, zweimal ist sie hinterher schlechter gewesen. Man kann festhalten: Es gibt eine relativ gute Chance, die eigene Stimmung mit einer konstruktiven Aktivität zu verbessern. Aber das ist nicht sicher. Eine konstruktive Aktivität muss nicht immer zu einem Anstieg der Stim-

Übung: Konstruktive Aktivitäten

	Tag, Uhrzeit	Konstruktive Aktivität	Stimmung vorher	Stimmung danach
1	3. April, 10:15 Uhr	zum Joggen gegangen	60	80
2	3. April, 16:25 Uhr	mit Bekanntem telefoniert	45	50
3	4. April, 14:00 Uhr	zum Joggen gegangen	60	45
4	4. April, 17:30 Uhr	neues Bild aufgehängt	30	40
5	5. April, 14:15 Uhr	ins Café gegangen	40	30
6	5. April, 16:30 Uhr	Blumenstrauß gekauft	55	68
7	6. April, 09:00 Uhr	»Schwätzchen« mit Nachbarn	40	70
8	7. April, 11:40 Uhr	Kräutertee gekocht	55	58
9	7. April, 15:20 Uhr	Musik gehört	20	33
10	7. April, 19:00 Uhr	Spaziergang im Park	50	50

mung führen. Es ist immer besonders interessant, sich die Situationen anzusehen, in denen die Stimmung nicht angestiegen ist. Man kann daraus einiges lernen. Es gibt viele Gründe, warum die Stimmung sich nicht gebessert hat.

BEI DEN BEISPIELEN AUS DER LISTE OBEN KÖNNTE ES FOLGENDE ERKLÄRUNGEN GEBEN:

- Beim zweiten Joggen sank die Stimmung, weil der Person vom Vortag noch die Beine wehtaten.
- Beim Besuch im Café saß die Person allein an einem Tisch, während darum herum Paare oder kleine Gruppen saßen, und entwickelte depressive Gedanken (»Ich werde immer allein bleiben«).

— Der Spaziergang war am Anfang schön, es begann jedoch zu regnen, sodass die Person nass wurde und fror.

Es können immer *unvorhersehbare Ding*e geschehen (z. B. Regen), die sich negativ auf die Stimmung auswirken. Man kann feststellen, dass man sich *zu viel vorgenommen* hat (z. B. in untrainiertem Zustand zweimal hintereinander Joggen), und man kann während einer konstruktiven Aktivität *depressive Gedanken* entwickeln und damit seine Stimmung verschlechtern. Das alles macht aber nichts.

Das Aktivitätsniveau langfristig erhöhen

Es ist schön und ermutigend, für eine konstruktive Aktivität sofort eine Belohnung in Form eines Stimmungsanstiegs zu erhalten. Das ist aber nicht der tiefere Sinn der Aktivitäten. Zwar geht es der betreffenden Person meistens für einen Moment besser, aber eine Depression ist damit selbstverständlich nicht verschwunden. Das eigentliche Ziel konstruktiver Aktivitäten ist es, grundsätzlich wieder aktiv zu werden. Es geht also um die langfristige Erhöhung des Aktivitätsniveaus.

Ich möchte an dieser Stelle einen vielleicht etwas schrägen Vergleich einführen. Haben Sie schon einmal ein Auto (es muss eines mit Verbrennungsmotor sein) angeschoben, dessen Batterie leer war? Können Sie sich erinnern, wie das war? Ich vermute, Sie haben das als sehr anstrengend erlebt, und wahrscheinlich hatten Sie auch keine Lust dazu. Besonders interessant war es vermutlich auch nicht. Warum also haben Sie es gemacht? Natürlich weil es einen tieferen Sinn hatte. Sie wussten, dass durch das Anschieben irgendwann der Motor anspringt. Auch dann ist die Batterie noch leer, aber es wird ein Prozess in Gang gesetzt, bei dem sie wieder aufgeladen wird.

So ist es auch mit den konstruktiven Aktivitäten bei Depression. Wenn sie kurzfristig die Stimmung verbessern, so ist das nützlich und kann dabei helfen, »am Ball« zu bleiben. Aber es ist nicht das Entscheidende. Ein depressiver Mensch gleicht einem Auto mit einer leeren Batterie. Jede Aktivität ist wie das Anschieben um einen Zentimeter. Es muss keinen Spaß machen. Eine konstruktive Aktivität ist allein deswegen konstruktiv, weil man sie macht. Wenn man in seinem Alltag wieder aktiver wird und lange genug dabeibleibt, so kann der Motor irgendwann wieder anspringen.

Alltagsstrukturen einführen

Strukturieren Sie Ihren Tag. Depressive Menschen verbringen oft Tage, an denen Sie wenig oder gar nichts machen. Das kann schon morgens beim Aufwachen beginnen, wenn man sich kraftlos fühlt und regelrecht Angst vor den Anforderungen des anstehenden Tages bekommt. Das führt zu Vermeidungsverhalten. Beispielsweise stehen die Betroffenen dann gar nicht oder erst nach Stunden auf. Das hat nichts mit einem erholsamen Ausschlafen zu tun, ganz im Gegenteil. Es ist ein qualvoller Zustand, der in der Regel mit einem Gefühl von Versagen einhergeht und die Depression weiter verstärkt.

Der Verlust der Fähigkeit, seinen Alltag zu strukturieren, ist eine häufige, schwerwiegende Begleiterscheinung von Depression. Es ist dann erforderlich, sich Tagespläne zu machen. Diese sollten möglichst konkret und klar sein, am besten mit einer Zeitplanung. Ein guter Tagesplan umfasst sowohl konstruktive Aktivitäten als auch notwendige Erledigungen (z. B. Körperpflege, Einkaufen, Öffnen der Post). Wenn man dazu neigt, sich zu überfordern, müssen auch feste Pausenzeiten eingeplant werden. Der Plan kann schon damit beginnen, wann man morgens aufsteht und frühstückt. Machen Sie nur Pläne, bei denen Sie sicher sind, dass Sie diese auch umsetzen können. Im Zweifelsfall nehmen Sie sich lieber zu wenig als zu viel vor. Denn das, was auf dem Plan steht, ist verbindlich. Machen Sie Tages- oder Wochenpläne, solange Sie diese brauchen. Wenn die Depression abklingt, werden diese Pläne meistens überflüssig.

Denken ändern: die ABC-Technik

Ich möchte diesen Abschnitt mit einer kurzen Geschichte beginnen. Es ist »Die Geschichte mit dem Hammer« von Paul Watzlawik[60].

Die Geschichte mit dem Hammer

Ein Mann will ein Bild aufhängen. Den Nagel hat er, nicht aber den Hammer. Der Nachbar hat einen. Also beschließt er, hinüberzugehen und ihn auszuborgen. Doch da kommt ihm ein Zweifel. Was, wenn mir der Nachbar den Hammer gar nicht ausleihen will? Gestern grüßte er mich nur flüchtig. Vielleicht war er in Eile. Aber vielleicht war die Eile nur vorgeschützt, und er hat etwas gegen mich. Und was? Ich habe ihm nichts angetan; der bildet sich da etwas ein. Wenn jemand von mir ein Werkzeug borgen wollte, ich gäbe es ihm sofort. Und warum er nicht? Wie kann man einem Mitmenschen einen so einfachen Gefallen abschlagen? Leute wie dieser Kerl vergiften einem das Leben. Und dann bildet er sich noch ein, ich sei auf ihn angewiesen. Bloß weil er einen Hammer hat. Jetzt reicht's mir. – Und so stürmt er hinüber, läutet, der Nachbar öffnet, doch bevor er ›Guten Tag‹ sagen kann, schreit ihn unser Mann an: ›Behalten Sie Ihren Hammer, Sie Rüpel‹.

Der größte Teil dieser Geschichte beschreibt den Gedankengang des Mannes. Er steigert sich immer weiter hinein in den Gedanken, dass der Nachbar etwas gegen ihn hat, bis er davon schließlich ganz überzeugt ist. Was aber stand am Anfang dieser Gedankenkette? Das überliest man fast. Es ist eine kurze Begegnung im Treppenhaus, bei der dieser Nachbar den Mann nur flüchtig grüßte. Der Mann hat sich Gedanken über die Gründe für diese Flüchtigkeit gemacht. Tatsächlich hat er sogar zwei mögliche Erklärungen gefunden. Erstens: Der Nachbar war in Eile. Zweitens: Der Nachbar hat nur so getan, als sei er in Eile, und hat etwas gegen ihn. Dieselbe Situation, aber zwei völlig verschiedene Interpretationen! Der Mann hat sich für die zweite Erklärung entschieden, und so entwickelte sich die Geschichte, bis er voller Wut an der Tür klingelte und den Nachbarn beschimpfte.

Was wäre wohl geschehen, wenn er bei der ersten Erklärung geblieben wäre? Er wäre entspannt zu dem Nachbarn gegangen, hätte freundlich um den Hammer gebeten und ihn vermutlich bekommen, vielleicht hätte er sich erkundigt, ob der Nachbar Kummer hat, weil er so flüchtig gegrüßt hat und so weiter.

So aber kann es sein, dass der Nachbar, der aus heiterem Himmel an seiner Tür angeschnauzt worden ist, ab jetzt wirklich etwas gegen den Mann hat. Möglicherweise grüßt er den Mann bei der nächsten Begegnung gar nicht mehr, so dass dieser nun sagen kann: »Ich wusste es ja gleich!« Kurioserweise ahnt er vermutlich noch nicht einmal, dass er selbst es war, der den Konflikt mit dem Nachbarn verursacht hat.

The Map is not the Territory

Nicht nur ein flüchtiger Gruß eines Nachbarn im Treppenhaus, sondern jedes Ereignis, alles, was wir erleben, jede Situation, in der wir uns befinden, ist mehrdeutig. Das heißt, man kann alles auf mehr als nur eine Weise interpretieren, und diese unterschiedlichen Interpretationen können sich manchmal stark unterscheiden und völlig unterschiedliche Konsequenzen haben. Diese Erkenntnis ist uralt. Epiktet, ein griechischer Philosoph, der in den Jahren von ca. 50 bis 138 unserer Zeitrechnung lebte, hat das bereits vor fast 2.000 Jahren so formuliert: »Es sind nicht die Dinge selbst, die uns beunruhigen, sondern die Vorstellungen und Meinungen von den Dingen.«

Der polnisch-amerikanische Philosoph Alfred Korzybski (1879–1950) zog für diesen Zusammenhang einen anschaulichen Vergleich heran, »The Map is not the Territory«. Er schrieb: »Eine Landkarte ist nicht das Gebiet, das sie darstellt, aber wenn die Karte korrekt ist, hat sie eine ähnliche Struktur wie das Gebiet und ist darum nützlich.«[61]

Wenn die Karte korrekt ist, ist sie nützlich – aber was passiert, wenn sie nicht korrekt ist? Stellen Sie sich vor, dass sie mit einem Auto durch eine fremde Gegend fahren und dabei ein »Navi«, also ein GPS-gestütztes Navigationssystem, benutzen. Das Navi zeigt eine nach rechts abzweigende Straße an und fordert Sie auf abzubiegen. Leider gibt es da aber gar keine Straße. Es kommt in solchen Fällen gelegentlich wirklich vor, dass Leute nur auf das Navi blicken, abbiegen und natürlich sofort im Straßengraben landen. Schön blöd, könnte man sagen. Ein einfacher Blick aus dem Fenster hätte gleich gezeigt, dass es da gar keine Straße gibt. Sie würden zu der Schlussfolgerung kommen, dass das Kartenmaterial in Ihrem Navi an dieser Stelle einen Fehler aufweist, und sich auf Ihre Augen verlassen.

Das ist der springende Punkt. Wir haben gewissermaßen alle unser inneres Navigationssystem, das sind unsere Ansichten und Meinungen. Wenn sie halbwegs zutreffend sind, geben sie uns eine brauchbare Orientierung in der Welt. Wenn sie aber fehlerhaft sind, entgeht uns das manchmal, wenn wir unseren Blick nicht heben und »aus dem Fenster schauen«. Dadurch halten wir an den fehlerhaften Meinungen fest – und laufen in die Irre. Um das verhindern zu können, muss man sich Klarheit darüber verschaffen, ob man gerade auf sein inneres Navigationssystem blickt oder die wirkliche Umgebung betrachtet. Jedes Navi, jede Landkarte kann Fehler haben und muss dann korrigiert werden.

Das ist von grundlegender Bedeutung, sowohl für Psychotherapie als auch für das Leben ganz allgemein. Insbesondere für die Überwindung von Depression kann man daraus wichtige Konsequenzen ziehen.

Albert Ellis (1913–2007), ein US-amerikanischer Psychologe und einer der Pioniere der sogenannten »kognitiven Wende« in der Verhaltenstherapie, hat auf dieser Grundlage eine psychotherapeutische Technik entwickelt, mit der man sich den Unterschied zwischen den »Dingen« und den »Vorstellungen und Meinungen« im alltäglichen Leben vor Augen führen kann: die sogenannte ABC-Technik.

A STEHT IN DIESEM SCHEMA FÜR »AUSLÖSER«. Damit sind irgendwelche alltäglichen Ereignisse oder Situationen gemeint.

B STEHT FÜR »BEWERTUNG«. Das sind die Gedanken, die man sich über den Auslöser A macht, die Interpretationen.

C STEHT FÜR »CONSEQUENZ«. Das sind alle Gefühle und Verhaltensweisen, die sich aus der Bewertung B ergeben (Konsequenz wird zwar mit K geschrieben, aber man hat das vom englischen Wort Consequence übernommen, weil »ABC« besser zu merken ist). Wenn man die Geschichte mit dem Hammer mit dem ABC-Schema darstellt, sieht das aus wie in der Abbildung unten.

Entscheidend bei dem ABC-Schema ist: C ist *niemals* die unmittelbare Folge von A. Wir reagieren nicht auf den Auslöser, sondern auf unsere Bewertung. Allerdings kommt es uns oft so vor, als seien unsere Reaktionen die direkte Folge des Auslösers. Das liegt daran, dass uns unsere Bewertungen in der Regel entgehen. Wir interpretieren das, was um uns herum geschieht meistens, ohne dass es uns bewusst ist, weil es in Form der im Kapitel »Psychische Ursachen von Depression« (Seite 57) beschriebenen automatischen Gedanken geschieht. Was wir hingegen meistens bewusst wahrnehmen, sind die Situationen, in denen wir uns befinden, und die Gefühle, die in der Situation entstehen.

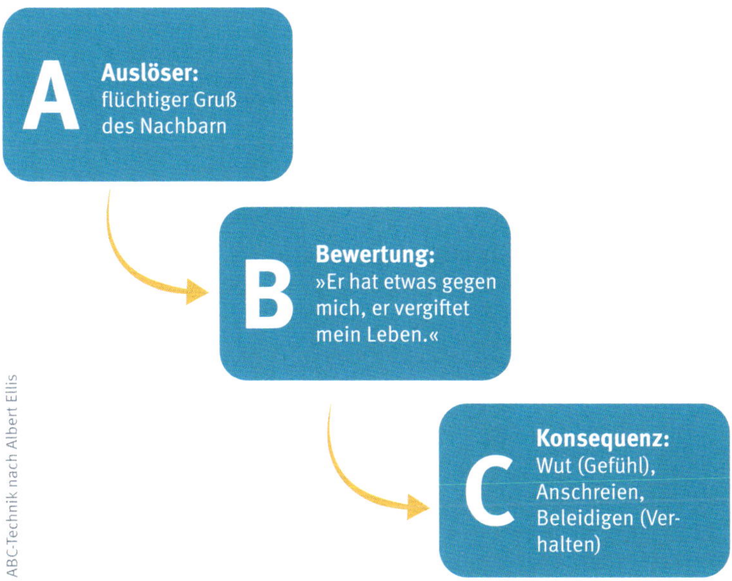

Gefühle und Verhalten als Folge von Bewertungen

Unser Großhirn ist so etwas wie eine »Interpretationsmaschine«. Der Versuch, möglichst schnell zu verstehen, was in unserer Umgebung vorgeht, war für den Menschen im Laufe der Evolution überlebensnotwendig. Wir machen uns ständig Gedanken über die Welt, vor allem über die Leute. Andere Menschen sind der wichtigste Teil unserer Umgebung, weil wir eine soziale, das heißt in Gemeinschaften lebende Art sind. Aber gerade soziale Situationen sind mehrdeutig. Aus diesem Grund kommt es auch ständig zu Missverständnissen bei der zwischenmenschlichen Kommunikation.

Vier Schnäbel und vier Ohren

Der deutsche Psychologe Friedemann Schulz von Thun hat sich viele Jahre mit der Kommunikation beschäftigt und praktische Vorschläge gemacht, wie man sie verbessern kann. Er arbeitete aus, dass man zwischen Sender und Empfänger einer Botschaft unterscheiden muss und dass es bei jeder Botschaft vier Aspekte gibt, nämlich den Sachaspekt (die objektive Information), die Selbstaussage (das, was der Sender über sich selbst mitteilt), den Beziehungsaspekt (das, was der Sender über den Empfänger der Botschaft und die Beziehung zwischen Sender und Empfänger aussagt) und den Appell (das, was der Sender vom Empfänger will). Der Sender spricht also mit vier »Schnäbeln«, der Empfänger hört mit vier Ohren.[62] Daraus können viele Missverständnisse entstehen, z. B. versteht der Empfänger etwas auf der Beziehungsebene, der Sender hat aber den Sachaspekt gemeint. Missverständnisse sind im Alltag unvermeidlich, aber im Großen und Ganzen ist das nicht schlimm. Meistens bemerken wir irgendwann, wenn wir aneinander vorbeigeredet haben, z. B. daran, dass das Gegenüber unerwartet reagiert, und klären das Missverständnis auf. Missverständnisse sind zufällig, sie können jederzeit in jeder Situation und in allen Richtungen auftreten, manchmal ist das irritierend, manchmal ärgerlich, manchmal komisch.

Denkfehler

Ein echtes Problem können Missverständnisse werden, wenn es eine Tendenz gibt, mehrdeutige Situationen *immer auf eine bestimmte* Weise misszuverstehen. Man kann von systematischen Denkfehlern bei der Interpretation der Welt, insbesondere bei der Wahrnehmung anderer Menschen sprechen. Genau das ist bei depressiven Menschen meistens der Fall. Der US-amerikanische Psychiater Aaron T. Beck (1921–2021), ein weiterer Pionier der kognitiven Verhaltenstherapie, hat sich intensiv mit den Denkfehlern befasst, die bei Depression eine wichtige Rolle spielen. Ich gebe Ihnen einige Beispiele.

SCHWARZ-WEISS-DENKEN. Damit ist ein Denken in starren Kategorien gemeint, entweder alles oder nichts, entweder ganz oder gar nicht. Entweder gelingt eine Sache vollständig, oder man ist total gescheitert. Das ist fast nie eine passende Beurteilung der Wirklichkeit und führt dazu, eigene Erfolge zu übersehen und zu schnell aufzugeben. Beispiel: Sie nehmen sich vor, an einem Tag fünf wichtige Dinge zu erledigen, und schaffen drei davon. Abends werten Sie den Tag als kompletten Misserfolg und machen sich Vorwürfe.

UNZULÄSSIGE VERALLGEMEINERUNG (ÜBERGENERALISIERUNG). Dabei wird ein einzelner unerfreulicher Vorfall als Teil einer endlosen Serie oder als Beweis für etwas Grundsätzliches betrachtet. Bei der Beschreibung solcher Vorfälle werden häufig Wörter wie »immer« oder »niemals« gebracht. Beispiel: Beim Abwasch fällt Ihnen eine Tasse aus der Hand und bekommt einen Sprung. Sie sagen sich: »Typisch, das passiert auch nur mir, immer mache ich alles kaputt!«

GEISTIGER FILTER (SELEKTIVE WAHRNEHMUNG). Dieser Denkfehler besteht darin, dass man sich aus einer Vielzahl von Möglichkeiten einen einzelnen negativen Aspekt heraussucht und ausschließlich dieses Detail beachtet. Dadurch wird die gesamte Sicht auf die Wirklichkeit verdunkelt. Beispiel: Nach einem Vortrag bei der Arbeit bekommen Sie viele freundliche Kommentare, aber eine einzige Person äußert sich kritisch. Sie quälen sich tagelang mit dieser Kritik herum, so als hätte niemand irgendetwas Positives gesagt. Die freundlichen Kommentare vergessen Sie fast.

ABWERTUNG DES POSITIVEN. Bei diesem ebenfalls sehr häufigen Denkfehler werden Erfahrungen, die normalerweise erfreulich, schön oder angenehm sind, so umgedeutet, dass sie nicht mehr gut sind oder sich sogar in das Gegenteil verkehren. Beispiel: Jemand macht Ihnen ein Kompliment wegen einer gut erledigten Aufgabe. Sie denken sich, dass er das nicht ehrlich meint, sondern nur höflich sein oder sich bei Ihnen einschmeicheln wollte. Damit entwerten Sie die freundliche Bemerkung und sortieren diese Erfahrung in die negative Waagschale ein, obwohl sie eigentlich in die positive Schale gehört.

DAS ZIEHEN VOREILIGER SCHLUSSFOLGERUNGEN. Man interpretiert Dinge schnell negativ, obwohl man noch gar nicht genug Informationen hat, die diese Schlussfolgerungen stützen könnten. Beispiel: Sie haben jemandem eine Nachricht geschickt, haben aber nach einer Stunde noch keine Antwort erhalten. Sie denken, dass diese Person Sie nicht mehr mag und den Kontakt mit Ihnen abgebrochen hat. Sie sind verletzt und wütend und löschen die Kontaktdaten aus Ihrer Liste. Später erfahren Sie, dass die betreffende Person ihr Mobiltelefon verloren hat und auf Ihre Nachricht gar nicht reagieren konnte. Möglicherweise haben Sie aber nun ihrerseits diese Person durch das Löschen der Kontaktdaten verletzt, dass sie nun wirklich nichts mehr mit Ihnen zu tun haben will. Sie könnten sich dadurch sogar noch bestätigt fühlen, obwohl Sie von Anfang an falsch lagen.

Merkmale depressiver Bewertungen

Es gibt einige Merkmale, an denen man depressive Bewertungen erkennen kann. Typisch für depressive Bewertungen ist, Dinge auf sich persönlich zu beziehen. Menschen, die so denken, glauben oft, dass sie von anderen Personen gezielt beleidigt, abgelehnt, ausgeschlossen oder benachteiligt werden.

Eine Übung im Rahmen der Depressionsbewältigungsgruppe meiner Station ist die Aufgabe, sich folgende Situation vorzustellen: Sie hören, dass Ihre Freunde eine Party geben werden, haben selbst aber keine Einladung erhalten (Auslöser). Was würden Sie in dieser Situation denken (Bewertung), wie würden Sie sich fühlen und was würden sie tun (Konsequenz)? Das Ergebnis ist in jeder Gruppe gleich. Mindestens 90 Prozent der Teilnehmerinnen und Teilnehmer entwickeln Gedanken wie: »Sie mögen mich nicht und wollen mich deswegen nicht dabeihaben.«, »Ich gehöre nicht dazu, es sind gar nicht wirklich meine Freunde.«, »Ich bin einfach langweilig, niemand will mit mir Zeit verbringen«.

Die daraus resultierenden Gefühle und Verhaltensweisen sind meistens eine Mischung aus Kränkung, Verletzung, Traurigkeit und Wut, verbunden mit sozialem Rückzug und Kontaktabbruch. Man kann sagen, dass depressive Gedanken im übertragenen Sinn meistens zum »Schließen von Türen« führen. Das hat sogar eine innere Logik: Warum sollte ich mich um Kontakt zu jemandem bemühen, der mit mir gar nichts zu tun haben will? Das Denken von Depressiven ist in dieser Hinsicht oft ziemlich starr. Es wird nicht zwischen Bewertung und Auslöser, zwischen Landkarte und Gegend unterschieden.

Die ABC-Technik dient dazu, diese Erstarrung, diese einseitige Festlegung auf depressive Interpretationen aufzubrechen. Der erste und wichtigste Schritt ist bereits getan, wenn man den Unterschied zwischen Auslöser und Bewertung verstanden hat. Damit ist auch klar, dass jeder Auslöser unterschiedlich bewertet werden kann. Welche Bewertung die richtige ist, weiß man schlicht nicht, solange man es nicht geprüft hat. Dadurch ist es überhaupt erst möglich, Irrtümer bei der Bewertung des Auslösers (Fehler in der Landkarte) zu entdecken und zu korrigieren.

Auch hinsichtlich der fehlenden Party-Einladung gibt es viele andere Erklärungen: Die Einladung (als Brief) ist noch unterwegs oder (als E-Mail) im Spam-Filter hängen geblieben; für die Freunde ist sowieso klar, dass man dabei ist, eine förmliche Einladung ist überflüssig; jemand sollte die Einladung überbringen und hat es einfach nur »verbaselt«. Das würde zu ganz anderen Gefühlen und Verhaltensweisen führen. Man wäre vielleicht etwas amüsiert und würde bei den Freunden vermutlich nachfragen. Die Tür würde offen bleiben.

Menschen, die zu Depression neigen, kommen oft aber gar nicht erst auf diese Möglichkeiten der Bewertung. Das liegt an ihren depressiven Grundüberzeugungen. Diese sind entscheidend für die Art, wie die Welt wahrgenommen und wie soziale Beziehungen gestaltet werden. Wenn Sie sich oft verletzt, traurig, abgelehnt, wütend oder enttäuscht fühlen, kann es für Sie hilfreich sein, die ABC-Technik anzuwenden. Dazu möchte ich Ihnen eine Übung vorschlagen.

Übung: ABC-Technik

Fangen Sie am besten bei einem intensiven Gefühl an, das Sie in letzter Zeit verspürt haben. Überlegen Sie, wann und in welcher Situation dieses Gefühl aufgekommen ist, damit haben Sie den Auslöser. Die eigentliche Aufgabe ist, sich darüber klar zu werden, was für Gedanken Sie sich gemacht haben. Dafür sollten Sie sich Zeit nehmen, und am besten machen Sie es am Anfang schriftlich. Sie werden vielleicht überrascht sein, wie viele verschiedene Gedanken einem in einer kurzen Situation durch den Kopf gehen können. Sie müssen herausfinden, welche Gedanken entscheidend waren.

Sie haben die ABC-Technik erfolgreich angewendet, wenn Auslöser, Bewertung und Konsequenz einen »roten Faden« bilden, wie in dem Beispiel mit der Party.

A (keine Einladung bekommen)
↓
B (»Sie mögen mich nicht«)
↓
C (Traurigkeit, Kontaktabbruch)

Dann überlegen Sie sich, wie Sie diese Situation auch anders hätten interpretieren können, ob es eine alternative Bewertung gibt (B neu). Sie müssen diese neue Bewertung nicht unbedingt für richtiger halten, es genügt für den Anfang schon, wenn Sie es theoretisch für möglich halten, dass es auch so gewesen sein könnte. Im nächsten Schritt malen Sie sich aus, wie Sie sich vermutlich gefühlt und was Sie getan hätten, wenn Sie bei dieser neuen Bewertung geblieben wären (C neu); mit anderen Worten, bilden Sie mit der neuen Bewertung ebenfalls einen roten ABC-Faden. Das könnte so aussehen:

A (keine Einladung bekommen)
↓
B neu (»Einladung irgendwo hängen geblieben«)
↓
C neu (Verwunderung, Nachfragen)

Wenden Sie die ABC-Technik möglichst oft an, am besten täglich. Am Anfang wird es Ihnen vielleicht schwerfallen, aus Ihren Denkgewohnheiten auszusteigen, aber es ist einfach eine Übungssache. Sie können das lernen wie jede neue Fertigkeit, auch wenn es eine Weile dauert.

Für den Erwerb eines Führerscheins benötigt man durchschnittlich 14 Theoriestunden und ca. 30 Fahrstunden. Wenn Sie auch nur die Hälfte dieser Zeit für die ABC-Übungen aufwenden, haben Sie sich diese Technik mit Sicherheit angeeignet. Mit der Zeit wird Ihr Denken dadurch flexibler werden. Es wird immer noch zu Denkfehlern und Missverständnissen kommen, aber diese werden sich immer weniger auswirken, weil Sie sie immer schneller durchschauen und korrigieren können. Früher oder später wird es Ihnen gelingen, eine depressive Bewertung bereits innerhalb der Situation zu erkennen und aus diesem schädlichen Gedankengang gleich wieder auszusteigen.

Der tiefere Sinn der ABC-Technik ist, die bei Depression typische Tendenz zu depressiven Bewertungen zu durchbrechen. Bildhaft ausgedrückt, haben die meisten depressiven Menschen eine Brille mit grau getönten Gläsern auf der Nase, ohne dass es ihnen bewusst ist. Dadurch erhält alles, was sie ansehen, einen Grauschleier. Sie denken dann, dass die Welt tatsächlich so grau ist.

Die ABC-Technik anzuwenden bedeutet, die »graue Brille« der Depression abzusetzen und die Welt so zu sehen, wie sie ist. Die ABC-Technik hat nicht das Ziel, die graue Brille der Depression durch eine »rosa Brille« zu ersetzen, die alles schönfärbt. Das wäre um keinen Deut besser als die graue Brille, sondern auf andere Weise genauso schädlich. Die Welt ist nicht so schlecht, wie der depressive Blick es scheinen lässt, aber sie ist auch nicht nur gut. Das ganz normale Leben besteht aus einer Mischung von beidem (denken Sie an das Waagschalenmodell, Seite 63). Es ist entscheidend, beides sehen und unterscheiden zu können und darauf in der jeweils passenden Weise zu reagieren.

In zahlreichen Büchern, Vorträgen, Videos etc. wird für das sogenannte »positive Denken« geworben. Davor möchte ich Sie ausdrücklich warnen (siehe auch meine Kritik an der »Positiven Psychologie« im Kapitel »Soziale Ursachen von Depression«, Seite 49). »Positives Denken« hat nichts mit Zuversicht oder Hoffnung zu tun, es ist vielmehr eine Form von Realitätsverleugnung und hilft bei Depression überhaupt nicht.[63] Wenn man sich Probleme und Missstände einfach schönredet, ist man nicht fähig, etwas daran zu ändern. Das »positive Denken« kann daher sogar dazu führen, dass sich die Lage noch weiter verschlechtert. Stellen Sie sich einen Menschen vor, der darunter leidet, dass er sich von seinem Chef immer wieder neue Aufgaben übertragen lässt. Dadurch hat er keinen Feierabend und kein freies Wochenende, auch im Urlaub ist er für den Chef immer erreichbar. Ein Vertreter des »positiven Denkens« könnte ihm raten, das Positive in der Situation zu sehen: »Du bist für deinen Chef total wichtig!«, »Du bist kompetent und machst wertvolle Arbeit!«, »Kollegen und Kunden sind dir dankbar!« und so weiter – nach dem Motto: »Wenn dir das Leben Zitronen schenkt, mach' Limonade daraus!«. Das sind jedoch die Leitplanken des Weges in die Depression.

Mit der ABC-Technik könnte dieser Mensch stattdessen herausfinden, warum er nicht in der Lage ist, einen Auftrag seines Chefs auch mal abzulehnen. Dabei könnten depressive Gedanken zum Vorschein kommen wie: »Ich darf meinen Chef nicht enttäuschen«, »Die Arbeit ist wichtiger als meine Gesundheit« oder »Wenn mir etwas zu viel ist, ist das ein Zeichen von Schwäche«. Solche schädlichen Gedanken sollten kritisch hinterfragt und korrigiert werden.

Wenn Ihnen die Zitronen, die Ihnen das Leben schenken will, auf Dauer zu sauer sind, dann sollten Sie sie nicht mehr annehmen, sondern sich Apfelsinen besorgen.

Entwicklung konstruktiven Denkens

Die Alternative zu depressivem Denken ist also nicht »positives Denken«. Ich spreche stattdessen von konstruktivem Denken. Konstruktives Denken hilft, depressive Zustände zu überwinden. Im möchte Ihnen einige Möglichkeiten vorschlagen, mit denen Sie depressives Denken dadurch zurückdrängen können, dass Sie gezielt konstruktive Gedanken aufbauen. Man kann das depressive Denken in die drei großen Bereiche »Depressive Wahrnehmung«, »Depressives Selbstbild« und »Depressive Zukunftserwartungen« aufteilen. Für jeden dieser drei Bereiche gibt es einfache Übungen. Ich möchte Sie ermutigen, diese Möglichkeiten für sich zu nutzen. Ich weiß aus meiner langjährigen therapeutischen Arbeit mit depressiven Menschen, dass man damit verblüffende Wirkungen erzielen kann.

1. DEPRESSIVE WAHRNEHMUNG. Diese bezieht sich vor allem auf die Art, wie wir andere Menschen und deren Reaktionen auf uns sehen. Es geht um die vielen kleinen Situationen des Alltags, um wichtige oder nebensächliche Beobachtungen. In der depressiven Wahrnehmung überwiegen negative Erlebnisse, Rückschläge und Misserfolge. Positives wird sehr leicht übersehen.

Übung: depressive Wahrnehmung korrigieren

Sie können Ihre depressive Wahrnehmung korrigieren, indem Sie Ihre Aufmerksamkeit bewusst auf die schönen, angenehmen Momente lenken. Es geht dabei nicht um spektakuläre Ereignisse, sondern um den Alltag, um das normale Leben: Eine Kassiererin, die Ihnen ihr Wechselgeld herausgibt, lächelt Sie freundlich an. Bei einem Spaziergang sehen Sie, wie ein Eichhörnchen mit einer Haselnuss im Mäulchen über die Wiese läuft. Die untergehende Sonne beleuchtet für einen Moment die Wolkendecke von unten, was ein besonderer, ungewöhnlicher Anblick ist. Dies ist die Aufgabe, die Sie sich selbst geben: Nehmen Sie sich morgens vor, den ganzen Tag nach solchen besonderen, schönen Momenten Ausschau zu halten. Sie können sich morgens eine Handvoll Trockenerbsen o. Ä. in ihre rechte Hosentasche füllen und jedes Mal, wenn Sie so einen guten Moment erkannt haben, eine davon in die linke Tasche füllen. Sie können einen Zettel und einen Stift mit sich führen und jedes Mal einen Strich machen. Sie können vielleicht auch stichwortartig aufschreiben, was Sie wahrgenommen haben. Machen Sie das bewusst und systematisch. Nach einigen Tagen wird sich Ihre Wahrnehmung ändern, Sie werden beginnen, automatisch auf solche Momente zu achten.

2. DEPRESSIVES SELBSTBILD. Das Selbstbild ist die Meinung, die wir von uns selbst haben, von unserer Persönlichkeit, unseren Fähigkeiten und Eigenschaften. Ein depressives Selbstbild besteht aus unangemessenen Überzeugungen von Minderwertigkeit, dabei geht es oft z. B. um Befürchtungen, unfähig, faul oder unattraktiv zu sein und deswegen abgelehnt zu werden.

Übung: dem depressiven Selbstbild etwas entgegensetzen

Dazu müssen Sie sich etwas Zeit nehmen. Zunächst erstellen Sie eine Liste von Aussagen über sich selbst. Diese Aussagen können sich auf Erfolge beziehen, die Sie in Ihrem Leben erreicht haben, auf Qualifikationen und Abschlüsse, auf schöne Erlebnisse und Erfahrungen, auf Fähigkeiten und Eigenschaften. Beispiele: »Ich habe einen Führerschein«, »Ich habe eine abgeschlossene Ausbildung«, »Ich habe geheiratet«, »Ich habe eine Familie gegründet«, »Ich habe im Jahr X einen wunderschönen Urlaub in Y gemacht«, »Ich bin hilfsbereit«, »Man hat mir gesagt, dass ich eine gute Zuhörerin bin« und so weiter. Wichtig bei der Auswahl ist, dass es sich um unbestreitbare Fakten handelt. Je mehr Sie davon finden, desto besser.

Sie können die Liste im Laufe der Zeit immer weiter ergänzen, Sie können auch andere Personen um Rat fragen. Nehmen Sie nun Karteikarten und schreiben Sie auf jede dieser Karten einen der Sätze. Gehen Sie damit wertschätzend um, nehmen Sie kein Schmierpapier, sondern z. B. farbigen Karton. Heben Sie diese Sammlung von Karteikarten in einem eigens dafür bestimmten Kästchen o. Ä. auf, auch das sollte etwas Besonderes sein. Sinn ist, dass Sie dieses Kästchen bereit haben, wenn Sie von depressiven Selbstzweifeln überflutet werden. Dann können Sie es öffnen, jede Karte einzeln herausnehmen und den jeweiligen Satz aufmerksam lesen. Machen Sie sich klar, welche Bedeutung der Satz hat, vielleicht lesen Sie ihn sich laut vor. Dann legen Sie die Karte beiseite und nehmen sich die nächste vor und so weiter. Sie können diese Technik auch abwandeln. Sie können diese Sätze auch an gut sichtbaren Stellen in ihrer Wohnung aufhängen oder sich Audioaufnahmen erstellen und anhören. Der Kreativität sind keine Grenzen gesetzt. Es ist kaum möglich, depressive Selbstzweifel aufrechtzuerhalten, wenn Sie sich mit diesen Sätzen das Gegenteil beweisen.

3. DEPRESSIVE ZUKUNFTSERWARTUNGEN. Dabei geht um unsere langfristigen Erwartungen an die nächsten Monate oder Jahre oder gar das ganze künftige Leben. Im depressiven Denken finden sich meistens pessimistische Erwartungen, was zu Ängsten und Hoffnungslosigkeit führt. Die eigene Situation wird als ausweglos erlebt. Das ist oft das Schlimmste an einer Depression: Man kann sich nicht mehr vorstellen, dass dieser Zustand sich jemals wieder bessert, dass ihre Depression jemals wieder verschwindet.

Übung: depressive Zukunftserwartungen korrigieren

Man kann erstaunlich viel Leid und Stress ertragen, wenn man davon überzeugt ist, dass dieser Zustand auch wieder vorbeigeht und bessere Zeiten kommen. Nun sind leider die Ursachen und Auslöser von Depression in aller Regel wirklich nicht schnell und einfach zu verändern, dazu braucht es Arbeit, Geduld und Zeit. Es ist aber möglich, sich gewissermaßen einen »Vorschuss« zu nehmen, einen Vorgeschmack auf die Zeit nach der Depression.

Das kann man mit einer Phantasiereise erreichen. Grundsätzlich geht es darum, sich eine künftige Situation auszumalen, in der ein aktuelles, schwer lösbares Problem nicht mehr besteht. So, als hätten Sie vor, einen Berg zu besteigen und würden sich ausmalen, wie der Ausblick von ganz oben sein wird, noch bevor Sie dort angekommen oder überhaupt losgegangen sind.

Nehmen Sie eine angemessene Zeitperspektive, in der das Problem wirklich lösbar ist, vielleicht sechs Monate, vielleicht ein Jahr. Stellen Sie sich einen künftigen Zustand vor, der realistisch ist und den Sie auch erreichen können, ohne dass ein Wunder geschehen muss. Und nehmen Sie sich Zeit für die

Phantasiereise, sorgen Sie dafür, dass Sie ungestört sind und sich konzentrieren können. Vielleicht schreiben Sie sich auch auf, was Sie sich vorstellen.

Beispiel: Wenn man eine kleine, dunkle, kalte Wohnung in einer hässlichen Gegend hat, in der man sich nicht zu Hause fühlt, so ist es meistens nicht leicht, das zu ändern. Man muss eine schönere, bezahlbare Wohnung in einer besseren Lage erst einmal finden und dann auch noch bekommen. Das kann eine Weile dauern. Man kann sich aber auf eine Phantasiereise in die künftige Wohnung begeben und sich vorstellen, dass man diesen Weg schon hinter sich gebracht hat. Man kann im Geist durch diese schöne neue Wohnung gehen, Raum für Raum, man kann sich ausmalen, wie die Zimmer eingerichtet sind. Es gibt ein Zimmer mit Südlage, das oft hell von der Sonne erleuchtet ist – an den Wänden hängen schöne Bilder – es gibt einen Lieblingssessel, in dem man oft sitzt und liest – und so weiter. Wie gesagt: Stellen Sie sich nicht den Weg dahin vor, sondern stellen Sie sich vor, wie es ist, am Ziel angekommen zu sein. Sie werden feststellen, dass Sie zwar vorläufig immer noch in der ungemütlichen Wohnung wohnen, dass es aber nicht mehr so schlimm ist, weil Sie wissen, dass dieser Zustand irgendwann vorbei ist.

10 Anmerkungen zur Psychotherapie

Alles, was Sie bisher in diesem Buch gelesen haben, hängt bereits mehr oder weniger mit Psychotherapie zusammen. Das gilt für das grundlegende Verständnis von Depressionen (Kapitel »Was ist ›Depression‹?« (Seite 8), »Zwei Erklärungsansätze für Krankheiten« (Seite 12), »Soziale Ursachen von Depression« (Seite 49) und »Psychische Ursachen von Depression« (Seite 57), auch dafür, wie man Depression nicht verstehen und behandeln sollte (Kapitel »Biologische Ursachen von Depression«, Seite 18, und »Wissenswertes über Antidepressiva«, Seite 30) und natürlich dafür, was für die Überwindung von Depression wichtig ist (Kapitel »Konstruktive Aggression und ihre Hemmung«, Seite 88, und »Aktiv gegen Depression vorgehen«, Seite 97).

Wie bereits gezeigt wurde, kann jeder Mensch unter bestimmten Umständen depressiv werden. Dabei handelt es sich praktisch immer um eine Kombination aus psychischen und sozialen Faktoren. Insbesondere im vorherigen Kapitel »Aktiv gegen Depression vorgehen« (Seite 97) habe ich beschrieben, was man aus psychologischer Sicht gegen depressive Zustände machen und wie man das Risiko einer Rückkehr der Depression verringern kann.

Diese Methoden und Techniken sind nachgewiesenermaßen wirksam. Es kommt allerdings immer wieder vor, dass Betroffene es allein nicht schaffen, diese Möglichkeiten konsequent für sich zu nutzen. Das hat nichts mit »Versagen« oder »Faulheit« zu tun. Vielmehr ist es so: Je ausgeprägter und tiefer verwurzelt die innerpsychischen Anteile an den Ursachen einer Depression sind, desto schwerer ist es, diese aus eigener Kraft zu überwinden. Dann ist professionelle Hilfe nötig, und dafür gibt es Psychotherapie.

Schädliche Grundüberzeugungen

Es kann zum Beispiel sehr schwer sein, schädliche, destruktive Grundüberzeugungen zu korrigieren, die einen erheblichen Risikofaktor für Depression darstellen.

Das Problem beginnt bereits damit, dass vielen Menschen ihre schädlichen Grundüberzeugungen gar nicht bewusst sind. Sie nehmen ihre Umwelt, die ja vor allem aus anderen Menschen besteht, durch die graue Brille der Depression wahr und wissen nicht, dass die Welt eigentlich anders aussieht. Sie reagieren auf andere Menschen auf der Grundlage der grau getönten Wahrnehmung und verhalten sich so, dass es immer wieder zu Bestätigungen ihrer Grundüberzeugungen kommt. Denken Sie an die Geschichte mit dem Hammer (Seite 106).

EINIGE BEISPIELE FÜR SCHÄDLICHE GRUNDÜBERZEUGUNGEN:

- »Wenn ich mich nicht um meine Mutter kümmere, leidet sie durch meine Schuld. Ich bin dafür verantwortlich, dass es ihr gutgeht.«
- »Männer sind unberechenbar und gefährlich. Wenn ich mich auf einen Mann einlasse, habe ich keine Kontrolle mehr über mich.«
- »Ich habe keinen Einfluss auf mein eigenes Leben.«

- »Wenn ich in einer Partnerschaft bin, darf ich keinen eigenen Lebensbereich mehr haben.«
- »Ärger oder Wut sind schlecht, sie führen zu Gewalt und Leid. Ich darf diese Gefühle gar nicht haben. Wenn ich sie habe, muss ich sie verstecken.«
- »Es ist egoistisch und schlecht, wenn ich mich für meine eigenen Interessen und Bedürfnisse einsetze.«

Man kann in diesen Grundüberzeugungen, die bereits in früher Kindheit entwickelt werden, für Jahre und Jahrzehnte so gefangen sein wie in einem Gefängnis mit unsichtbarem Gitter. In einer Psychotherapie geht es darum, die Gitterstäbe sichtbar zu machen. Letztlich wird man feststellen, dass man selbst den Schlüssel für die Gefängnistür hat.

Der versteckte Nutzen von Symptomen

Eine weitere Schwierigkeit dabei, selbst den Weg aus der Depression zu finden, ist die Tatsache, dass es dabei hinter dem offenkundigen Leiden praktisch immer auch versteckte Vorteile gibt. Diese Betrachtung mag ungewohnt sein, sie ist aber für Psychotherapie sehr wichtig. In der Verhaltenstherapie spricht man von der »Funktionalität« einer Erkrankung, in der Tiefenpsychologie und in der Psychoanalyse wird es »sekundärer Krankheitsgewinn« genannt.

Um Missverständnissen vorzubeugen, sei hier klar gesagt: Das bedeutet keineswegs, »selbst schuld« an der Depression zu sein oder gar absichtlich depressiv sein zu wollen. Depression ist ein scheußlicher Zustand, in den sich niemand aus freien Stücken begibt. Dahinter stecken letztlich immer seelische Nöte, die auf eine Weise gelindert wurden, die krank gemacht hat. Beispielsweise hilft die im Kapitel »Konstruktive Aggression und ihre Hemmung« (Seite 88) beschriebene Aggressionshemmung sehr oft dabei, befürchteten Konflikten aus dem Weg zu gehen. Dadurch wird die Angst vermieden, die es unweigerlich auslösen würde, wenn man die Konflikte zulassen würde. (Meistens käme es gar nicht zu diesen befürchteten Konflikten – das ist aber unwichtig, weil allein die Angst davor das Verhalten steuert.)

Der Vorteil der Aggressionshemmung ist die Vermeidung von Angst, aber der Preis dafür ist sehr hoch, weil die Währung, in der man zahlt, zumindest aus Unzufriedenheit mit dem Leben, oft aber aus psychischen Erkrankungen besteht. Oder nehmen wir die oben formulierte schädliche Grundüberzeugung »Wenn ich mich nicht um meine Mutter kümmere, leidet sie durch meine Schuld. Ich bin dafür verantwortlich, dass es ihr gutgeht«. Das könnte z. B. eine Frau betreffen, die berufstätig ist, zwei Kinder hat und Haushalt und Einkauf für ihre Eltern erledigt, obwohl diese das durchaus selbst machen könnten. Aber die Mutter dieser Frau ist chronisch unglücklich in ihrer Ehe und hat immer schon Unterstützung von ihrer Tochter gefordert und bekommen. Es wäre bereits eine große Herausforderung für eine solche Tochter, später als Erwachsene ihr Verhalten zu ändern und sich weniger um ihre Mutter, dafür mehr um sich selbst zu kümmern. Richtig schwer wird es, die Schuldgefühle zu ertragen, die sie in der Folge fast unweigerlich entwickelt, und sich mit ihnen konstruktiv auseinanderzusetzen. Diese Frau könnte daran festhalten, ihre Eltern zu unterstützen, obwohl sie sich damit bis zur Erschöpfung überfordert, weil sie sich damit vor den Schuldgefühlen schützt. In einer Psychotherapie wird erkennbar, wie hoch der Preis für diesen Nutzen ist, und es werden bessere, gesündere Möglichkeiten entwickelt.

Die eigene Komfortzone verlassen

In der Psychotherapie wird oft der Begriff »Komfortzone« verwendet. Die Komfortzone ist kein angenehmer Ort, wirklich nicht. Sie ist einfach nur der Bereich des Gewohnten und Vertrauten. Auch Unzufriedenheit und Leiden können vertraut sein. Jedes Denkmuster und jedes Verhalten, das die Entwicklung einer Depression begünstigt, ist wahrscheinlich Teil einer persönlichen Komfortzone.

Eine erfolgreiche Psychotherapie ist immer damit verbunden, die eigene Komfortzone zu verlassen und sich den Gefühlen zu stellen, die das auslöst – meistens Angst oder Schuld. Das ist komplizierte, harte Arbeit, für die oft professionelle Unterstützung nötig ist.

Ambulant oder stationär?

Psychotherapie findet in der Regel ambulant statt. Man geht z. B. einmal pro Woche für 50 Minuten in eine Therapiesitzung, wobei es viele individuelle Abweichungen davon geben kann. Die Anzahl der Sitzungen und der Zeitraum, über den sich eine ambulante Psychotherapie erstreckt, können sehr unterschiedlich sein.

Eine Voraussetzung für Psychotherapie im ambulanten Rahmen ist die Fähigkeit, seinen Alltag allein zu bewältigen. Wenn man es z. B. nicht mehr schafft, die Wohnung sauber zu halten, einzukaufen, sich zu ernähren oder für die Körperpflege zu sorgen, dann sollte man über eine stationäre Behandlung nachdenken. Manchmal reicht die Kraft nicht mehr dafür, regelmäßig zur Psychotherapie zu gehen. Die wichtigsten Alarmsignale sind Selbstmordabsichten. Es geht nicht um Zweifel am Sinn des Lebens oder um Lebensüberdruss. Das gehört beinahe zu jeder Depression. Gedanken an Selbstmord sind ein deutlicher und ernstzunehmender Hinweis auf großen Leidensdruck und weisen auf eine besonders schwere Depression hin. Noch mehr Anlass zur Sorge ist gegeben, wenn es bereits konkrete Überlegungen gibt, wie der Selbstmord ausgeführt werden könnte. Entscheidend ist, ob der oder die Betroffene sicher ausschließen kann, den Gedanken an Selbstmord in die Tat umzusetzen. Das ist eine einfache und klare Frage, die mit »ja« oder mit »nein« zu beantworten ist. Ich selbst stelle diese Frage als Therapeut genau so, wenn es mir erforderlich erscheint, und bestehe auf einer klaren Antwort. Jede andere Antwort als »ja, ich kann ausschließen, mich umzubringen« macht sofortiges Handeln erforderlich. Selbstmordabsichten sind ein hinreichender Grund für eine sofortige stationäre Aufnahme.

11 Unser Therapiekonzept

Die Station »Aaron T. Beck« wurde 2005 gegründet. Sie ist Teil der Abteilung für Allgemeinpsychiatrie am Zentrum für Seelische Gesundheit Marienheide und hat 20 Behandlungsplätze. Das Einzugsgebiet ist eher ländlich, es werden erwachsene Patientinnen und Patienten mit depressiven Störungen (ca. 65 Prozent aller Fälle) und Persönlichkeitsstörungen (ca. 20 Prozent) behandelt, der Rest setzt sich aus Zwangs- und Angsterkrankungen, psychotischen und bipolaren Störungen, Essstörungen etc. zusammen. Hirnorganische Störungen (z. B. Demenz) oder Suchterkrankungen können auf der Station nicht behandelt werden. Pro Jahr werden 100 bis 120 Patientinnen und Patienten aufgenommen.

Das Behandlungskonzept der Station ist wesentlich an der Kognitiven Verhaltenstherapie[64] ausgerichtet, und wir sind stolz darauf, dass der große, inzwischen verstorbene Aaron T. Beck – einer der einflussreichsten Psychotherapeuten des 20. Jahrhunderts – uns eine persönliche Widmung geschrieben hat, die auf dem Stationsflur aushängt.

Bei der Behandlung werden biographische und systemische Aspekte[65] berücksichtigt. Auch körpertherapeutische und tiefenpsychologische Ansätze fließen ein. Wir beziehen Angehörige ein, meistens Lebenspartnerinnen bzw. -partner oder Familienangehörige. Im Normalfall werden wöchentlich zwei psychotherapeutische Einzelgespräche (üblicherweise 50 Minuten lang) geführt. Auch das Pflegepersonal führt regelmäßige Gespräche mit den Patientinnen und Patienten. Die Mitglieder des multidisziplinären Teams befinden sich ständig in einem intensiven Austausch, damit alle auf dem gleichen Informationsstand sind. Dabei geht es um die Weitergabe von Eindrücken und Ereignissen, um die Einschätzung des Therapieprozesses, um die Bewertung von Komplikationen und vieles mehr – das Team denkt permanent gemeinsam über die Patientinnen und Patienten nach.

Medikamente

Der Schwerpunkt der Behandlung liegt auf der Psychotherapie. Psychopharmaka werden nach Bedarf verordnet, soweit notwendig. Beispielsweise können bipolare Störungen wirksam mit sogenannten Phasenprophylaktika behandelt werden. Bei schweren Unruhezuständen oder anhaltenden Schlafstörungen können vorrübergehend beruhigende Medikamente eingesetzt werden. Bei psychotischen Zuständen werden Neuroleptika eingesetzt.

Da alle wirksamen Medikamente auch schädliche Nebenwirkungen haben, gilt die Regel: So viel wie nötig, so wenig wie möglich. Antidepressiva gehören seit 2018 nicht mehr zu unserem Behandlungskonzept, wir raten davon inzwischen sogar ausdrücklich ab. Wenn Patientinnen und Patienten trotzdem an ihrem vorverordneten Antidepressivum festhalten wollen, akzeptieren wir das, wir üben keinen Druck aus. Die stationär-psychiatrische Behandlung schwerer Depressionen ohne Antidepressiva scheint ein Alleinstellungsmerkmal der Station »Aaron T. Beck« zu sein. Darüber wurde 2022 in einer Fernsehdokumentation von Ulf Eberle berichtet.[66] Danach meldeten sich bei uns sehr viele Betroffene mit dem Wunsch nach einer Aufnahme. Die Anfragen kamen aus ganz Deutschland, manchmal sogar aus dem Ausland. Leider sind unsere Kapazitäten begrenzt. Es ist wünschenswert, dass unsere Erfahrungen die Verantwortlichen in anderen Kliniken ermutigen, unserem Beispiel zu folgen.

Der Beginn der Behandlung

Am Anfang steht die ausführliche Diagnostik. Damit ist nicht die Vergabe einer ICD-10-Diagnose gemeint.

UNS GEHT ES UM DIE ANTWORTEN AUF DREI ZENTRALE FRAGEN:

- »Warum ist die Patientin oder der Patient überhaupt krank geworden?«
- »Warum ist sie oder er bisher nicht von selbst wieder gesund geworden?«
- »Warum kommt sie oder er gerade jetzt zur Aufnahme?«

So simpel und naheliegend diese Fragen sind, so schwer sind sie zu beantworten. Die Betroffenen wissen es oft selbst nicht. Aber erst wenn man die Antworten kennt, weiß man, wo die Behandlung ansetzen muss, um Hilfe zu bringen. Wir nehmen uns daher viel Zeit dafür.

Die ersten zwei oder drei Therapiesitzungen haben vor allem das Ziel, diese Fragen zu beantworten – anders formuliert: Wir entwickeln ein individuelles psychosoziales Erklärungsmodell der Depression. Das ist transparent. Wir besprechen es mit den Patientinnen und Patienten, denn sie müssen das Verständnis ihrer Erkrankung mit uns teilen, sonst wäre es nutzlos. Die gesamte weitere Behandlung basiert auf diesem Verständnis, so auch der wöchentlich aktualisierte Therapieplan.

Therapieprogramm

Neben den für alle Patientinnen und Patienten geltenden Terminen (Visiten, Einzelgespräche, Morgenrunde etc.) umfasst der Plan die individuelle Auswahl aus den gruppentherapeutischen Angeboten der Station.

DAZU GEHÖREN:

- Depressionsbewältigungsgruppe (siehe Kapitel »Psychische Ursachen von Depression«, Seite 57, und »Aktiv gegen die Depressionen vorgehen«, Seite 97)
- Training sozialer Kompetenzen
- Embodimentgruppe
- Konzentrative Bewegungstherapie
- Progressive Muskelentspannung, Autogenes Training, Mindfulness, Meditation
- Schlafhygiene
- Ärgerausdrucksgruppe
- Sportgruppen (Ballsport, Joggen, Nordic Walking etc.)
- Physiotherapie
- Ergotherapie, Arbeitstherapie
- Lesegruppe

Nicht für jeden sind alle diese Angebote gleichermaßen geeignet – teilweise, weil das Angebot bei der Arbeit an den jeweiligen Problemen nicht nützlich ist, teilweise, weil der richtige Zeitpunkt im individuellen Therapieprozess noch nicht gekommen ist. Das Timing ist wichtig.

Autonomie als übergeordnetes Ziel

Autonomie ist die Fähigkeit eines Menschen, sein Leben selbstständig zu führen und so zu gestalten, dass es ihm so gut wie möglich geht. Ziel jeder guten Psychotherapie ist, verloren gegangene Autonomie wiederherzustellen oder eine Autonomie, die es vorher nicht gab, überhaupt erst zu entwickeln. Wir legen bei unseren stationären Behandlungen größten Wert auf die Förderung der Autonomie.

Die Station ist ein Schutzraum, der zwar auch der Erholung dient, aber vor allem zur Arbeit an den Problemen genutzt werden soll, die zur Depression geführt haben. Meistens fühlen Patientinnen und Patienten sich nach der Aufnahme schnell besser. Das kann zu der Illusion führen, alle Probleme seien bereits gelöst. Das stimmt aber nicht. Sie sind nicht gelöst, sondern nur weit weg.

Grundsätzlich zielt die Behandlung immer darauf, herauszufinden, wie man das eigene Verhalten und Denken so ändern kann, dass die Depression abklingt und nicht mehr wiederkehrt. Wenn man den Aufenthalt auf der Station nur dafür nutzen würde, sich zu erholen, und danach genauso weitermachen würde wie vorher, würde man wahrscheinlich schnell wieder depressiv werden. Daher ist auf unserer Station eine wöchentliche Übernachtung zu Hause, meistens am Wochenende, ein fester Bestandteil des Therapieplans. Dadurch bleibt der Kontakt mit dem richtigen Leben inklusive aller dazugehörigen Probleme bestehen, und man vergisst nicht, warum man eigentlich auf der Station ist. Die häuslichen Übernachtungen werden umso wichtiger, je länger die Behandlung dauert. Sie dienen auch der Umsetzung erster Änderungsschritte, die in der Therapie entwickelt wurden.

Die Behandlung auf der Station »Aaron T. Beck« ist intensiv und anstrengend. Wir lassen unsere Patientinnen und Patienten nicht einfach »in Ruhe«. Wir ermutigen sie und begleiten Sie dabei, ihre eigene Lebensgeschichte neu zu betrachten und dabei viele Erlebnisse in einem anderen Licht zu sehen – was oft schmerzlich ist. Es ist nicht immer vorhersehbar, wen man antrifft, wenn man zu sich kommt. Wir ermutigen unsere Patientinnen und Patienten, ihre persönliche Komfortzone zu verlassen (siehe Seite 125), um neue Erfahrungen zu machen, mit denen unberechtigte Sorgen und schädliche Grundüberzeugungen auf die Probe gestellt, als falsch erkannt und korrigiert werden können.

Das geht nicht, ohne die Ängste zu ertragen, die mit diesem Lernprozess unweigerlich verbunden sind. Besonders am Anfang können diese Ängste sehr stark sein. Immer wieder bewundere ich Patientinnen und Patienten für den Mut, den sie aufbringen. Entscheidend ist die Überzeugung, dass sich die Mühe lohnt. Dafür ist das o. g. Verständnis für die Ursachen der Depression und den Sinn des therapeutischen Vorgehens wichtig. Auch der Austausch mit Mitpatientinnen und -patienten, die ähnliche Erfahrungen gemacht haben, kann sehr hilfreich sein.

Forschung

Eine weitere Besonderheit der Station »Aaron T. Beck« ist die begleitende Forschung. Grundsätzlich geht es darum, die Wirksamkeit der Behandlungen zu prüfen und zu verbessern. Was wirkt (z. B. Stärkung der Selbstverantwortung, Abbau von Aggressionshemmung), was ist überflüssig (z. B. Antidepressiva)? Wie kann man den Behandlungserfolg verbessern? Dadurch werden die therapeutischen Konzepte ständig weiterentwickelt. Viele Forschungsergebnisse wurden bereits in wissenschaftlichen Fachzeitschriften veröffentlicht und sind auch an vielen Stellen in dieses Buch eingeflossen. Die wichtigste Untersuchung ist eine Langzeitstudie, die im nächsten Kapitel (Seite 133) ausführlich beschrieben wird.

12 Langzeitstudie auf unserer Station

Diese Studie wurde von 2012 bis 2024 durchgeführt. Sie hatte das Ziel, die Ergebnisse der vollstationären Behandlungen auf der Station »Aaron T. Beck« zu untersuchen, indem wir die Wirkung der Behandlung auf die Depression prüfen.

Depression ist ein »gemeinsamer Nenner« fast aller seelischen Erkrankungen. Egal welche besonderen Umstände es in jedem Einzelfall gibt, egal welche Symptome ansonsten noch vorhanden sind – das Ergebnis und zugleich der Grund für die Aufnahme ist fast immer, dass die betreffende Person schließlich depressiv geworden ist.

Das Beck-Depressions-Inventar

Wie stark die Depression ist, untersuchen wir mit dem sogenannten »Beck-Depressions-Inventar – Revision« (Abkürzung: BDI-II)[67]. Das BDI-II stammt von dem Namensgeber unserer Station, Aaron T. Beck. Es zielt auf 21 typische depressive Symptome wie z. B. Freud- und Interessenlosigkeit, Schuldgefühle, Schlafstörungen, Konzentrationsstörungen und Energieverlust. Jedes Symptom wird mit 0 bis 3 Punkten bewertet, indem man eine von vier Antwortmöglichkeiten auswählt, die unterschiedlich schwere Ausprägungen des Symptoms beschreiben. Es handelt sich um Selbstbeurteilungen der Patientinnen und Patienten. Zur Auswertung werden alle Punkte zusammengezählt; je mehr Punkte, desto schwerer die Depression (0–12 Punkte: keine Depression; 13–19 Punkte: leichte Depression; 20–28 Punkte: mittelgradige Depression; ab 29 Punkten: schwere Depression).

Alle Patientinnen und Patienten füllen das BDI-II am Anfang und am Ende der Behandlung aus, und sie werden gebeten, den Fragebogen sechs Monate nach der Entlassung nochmals auszufüllen.

Im Jahr 2017, nach etwa fünf Jahren, waren die Behandlungen von insgesamt 574 Fällen erfasst worden. Das ist eine Stichprobe, bei der sich die Auswertung lohnt. Bei 370 Fällen (64,5 Prozent) wurde die Diagnose einer schweren Depression vergeben, bei 112 Fällen (19,5 Prozent) wurde eine Persönlichkeitsstörung diagnostiziert, bei 92 Fällen (16,0 Prozent) wurde eine andere Diagnose gestellt. Die wichtigsten Ergebnisse wurden in einer US-amerikanischen Fachzeitschrift veröffentlicht.[68] Die Behandlungen auf der Station erwiesen sich als recht erfolgreich, von der Aufnahme (31,2 Punkte im BDI-II) bis zur Entlassung (13,2 Punkte) ging die Depression im Durchschnitt stark zurück, und dieser Rückgang war größtenteils auch noch ein halbes Jahr nach Ende der Behandlung nachweisbar. Zu unserer eigenen Überraschung zeigte sich, dass es keinen Zusammenhang zwischen dem Rückgang der Depression und der Einnahme von Antidepressiva gab.

Wir teilten die Patientinnen und Patienten in fünf Gruppen auf: 191 Fälle wurden durchgehend ohne Antidepressivum behandelt, 79 Fälle waren ohne Antidepressivum zu uns gekommen und erhielten erst während der Behandlung eines (oft genug auch auf meine Empfehlung hin, damals glaubte ich noch an einen Nutzen von Antidepressiva), 37 Fälle kamen mit einem Antidepressivum, welches wir ohne Ersatz absetzten, z. B. wegen Unverträglichkeit, 123 Fälle kamen mit einem Antidepressivum auf die Station und behielten es unverändert bei, 144 Fälle wurden mit einem Antidepressivum aufgenommen, bei dem wir im Verlauf etwas veränderten (Dosis, Art des Antidepressivums, zusätzliches Medikament).

Die Ergebnisse

Erstaunlich war: In allen Gruppen ging die Depression gleichermaßen zurück. Diese Beobachtung war für mich der Anlass, mich intensiv mit dem Stand der Forschung zu Antidepressiva zu befassen. Das war sehr erhellend, und ich habe verstanden, wie es zu unserem Ergebnis kommen konnte. Ich habe das in den Kapiteln »Biologische Ursachen von Depression« (Seite 18) und »Wissenswertes über Antidepressiva« (Seite 30) beschrieben.

Das Ganze hatte eine wichtige Konsequenz für das Behandlungskonzept der Station »Aaron T. Beck«. Ab Anfang 2018 hörten wir auf, unseren Patientinnen und Patienten Antidepressiva zu empfehlen. Wir berichteten ihnen von unseren Forschungsergebnissen und begannen, ihnen von Antidepressiva abzuraten. Patientinnen und Patienten, die mit einem vorverordneten Antidepressivum bei uns aufgenommen werden, empfehlen wir, den Aufenthalt zu nutzen, um es abzusetzen, was die meisten auch tun. Sie sind erleichtert darüber, dass wir ohne Antidepressiva arbeiten. Unsere Langzeitstudie wurde ohne Unterbrechung fortgesetzt. Nachdem wir 424 weitere Fälle mit dem neuen Konzept – Abraten von Antidepressiva – behandelt hatten, konnten wir diese Fälle mit den vorherigen 574 Fällen vergleichen. Es gibt dazu ebenfalls eine Fachveröffentlichung.[69] Das Ergebnis: Durch das Weglassen der Antidepressiva waren die Behandlungserfolge nicht schlechter, eher sogar besser.

Ich möchte anhand von zwei Abbildungen veranschaulichen, was auf der Station passierte. Sie beziehen sich auf einen Zeitraum von elf Jahren und umfassen nur die rein depressiven Patientinnen und Patienten, zusammen sind es 709 Fälle. 2013: 81 Fälle (inkl. 10 aus 2012); 2014: 63; 2015: 58; 2016: 64; 2017: 59; 2018: 67; 2019: 76; 2020: 56; 2021: 61; 2022: 61; 2023: 63 (inkl. 10 aus 2024). Die Abbildung auf Seite 136 oben zeigt in Prozent, wie viele der Patientinnen und Patienten zum Zeitpunkt der Aufnahme (durchgezogene Linie) und wie viele zum Zeitpunkt der Entlassung (gestrichelte Linie) Antidepressiva einnahmen. In der ersten Phase bis 2017 nahmen bei Entlassung mehr Patientinnen und Patienten ein Antidepressivum als bei Aufnahme. In der zweiten Phase ab 2018 änderte sich das, die gestrichelte Linie fällt schlagartig ab, nur wenige Pati-

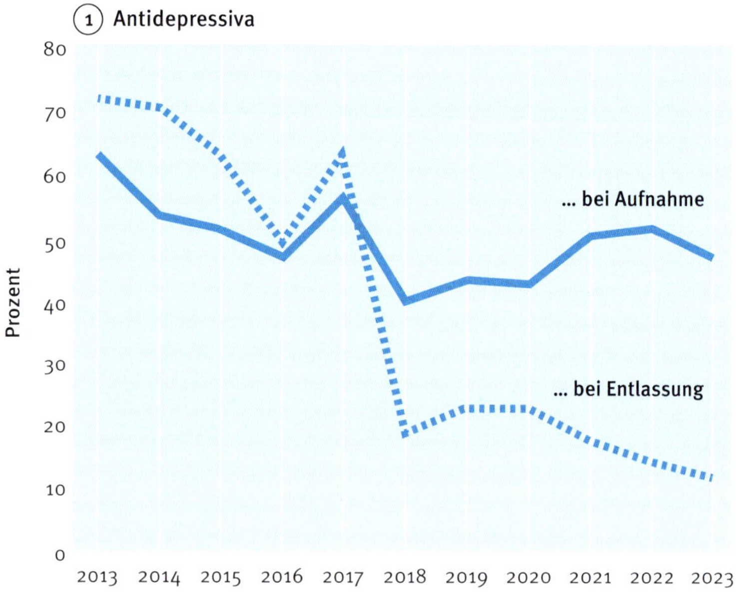

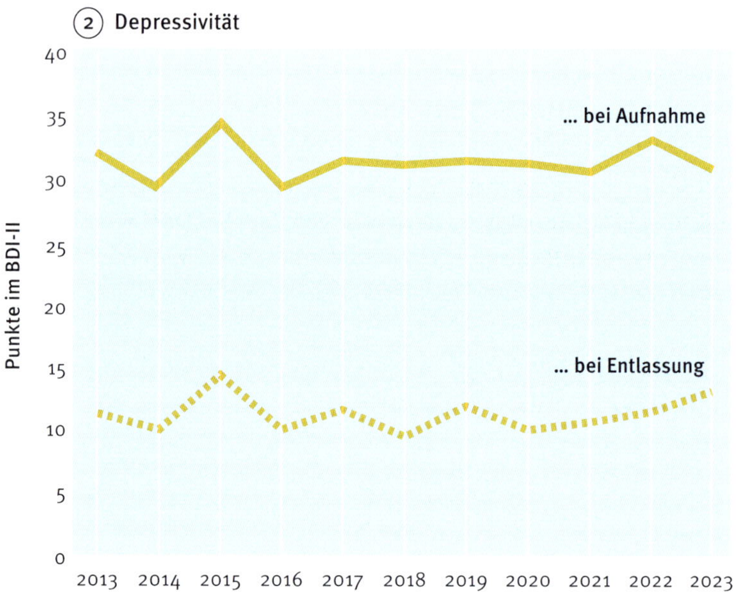

Langzeitstudie: Häufigkeit der Verschreibung von Antidepressiva bei Aufnahme und Entlassung (oben); Depressivität bei Aufnahme und Entlassung (unten).

entinnen und Patienten hielten gegen unsere Empfehlung an ihrem Antidepressivum fest (mit weiter rückläufiger Tendenz, im ersten Halbjahr waren es nur noch 5,7 Prozent).

Die Frage ist, wie sich das auf die Behandlungsergebnisse ausgewirkt hat. Die Abbildung auf Seite 136 zeigt die durchschnittlichen Werte der Patientinnen und Patienten im BDI-II, sowohl bei Aufnahme (durchgezogene Linie) als auch bei Entlassung (gestrichelte Linie).

Sehen Sie, was sich bei der Depressivität ab 2018 geändert hat? Gar nichts. Von 2013 bis 2023 sind die Patientinnen und Patienten am Anfang der Behandlung schwer depressiv, es gibt hier kaum Schwankungen. Bei der Entlassung ist die Depressivität in jedem einzelnen Jahr stark zurückgegangen, im Durchschnitt sind die Patientinnen und Patienten nur noch leicht depressiv, ebenfalls mit nur geringen Schwankungen. Das heißt: Die Behandlungen sind genauso wirksam wie vorher. Unsere Empfehlung, auf Antidepressiva zu verzichten, hat zu einem drastischen Rückgang der Verschreibungen geführt, aber nicht zu einer Verschlechterung der Behandlungsergebnisse.

Es gibt dennoch ein paar Unterschiede zwischen den beiden Behandlungsphasen, die in den Abbildungen nicht dargestellt sind: Die Behandlungen in der zweiten Phase waren um durchschnittlich viereinhalb Tage kürzer und wurden seltener vorzeitig abgebrochen. Dies sind Hinweise darauf, dass Behandlungen ohne Antidepressiva sogar noch etwas erfolgreicher sind. Außerdem gab es in der ersten Phase vier Selbstmorde (alle vier nahmen Antidepressiva ein), in der zweiten Phase keinen.

Zur »Antriebssteigerung« durch Antidepressiva

Im Kapitel »Wissenswertes über Antidepressiva« (Seite 30) habe ich unter anderem die aktuellen Forschungsergebnisse beschrieben, denen zufolge Depressive, die sich einer ambulanten oder stationären Psychotherapie unterziehen, keinen Vorteil davon haben, wenn sie zusätzlich zu der Psychotherapie Antidepressiva einnehmen. Zugleich habe ich aber auch auf einige bekannte pharmakologische Wirkungen von Antidepressiva hingewiesen, darunter die sogenannte »Antriebssteigerung«. Ich habe dafür das Wort *Aufputschen* verwendet. Aber egal, wie man es nennt – wenn man bedenkt, dass der Antriebsverlust eines der wichtigsten Symptome von Depression ist, so könnte man sich fragen, ob sich aus der aufputschenden Wirkung nicht doch ein Nutzen von Antidepressiva ergibt, mit dem eine Psychotherapie unterstützt werden könnte.

In unserer Langzeitstudie konnte ich das genauer untersuchen, und zwar mit dem bereits beschriebenen BDI-II. Diese Fragebogen enthält nämlich auch Fragen, die auf den depressiven Antriebsverlust zielen, z. B. Frage 15, »Energieverlust«. Diese Frage wird, wie oben beschrieben, durch das Ankreuzen einer von vier Aussagen beantwortet: »Ich habe so viel Energie wie immer« (0 Punkte), »Ich habe weniger Energie als sonst« (1 Punkt), »Ich habe so wenig Energie, dass ich kaum noch etwas schaffe« (2 Punkte) oder »Ich habe keine Energie mehr, um überhaupt noch etwas zu tun« (3 Punkte).

Alle Antidepressiva des Typs SSRI gelten als antriebssteigernd. Daher habe ich aus unserem Datensatz alle depressiven Patientinnen und Patienten herausgesucht, die bereits bei der Aufnahme ein SSRI einnahmen. Es handelt sich um 151 Fälle. Bei 71 Patientinnen und Patienten wurde daran nichts geändert, sie nahmen das Medikament unverändert bis zur Entlassung ein. Bei den restlichen 80 wurde das SSRI ersatzlos abgesetzt, und sie nahmen bei Entlassung gar kein Antidepressivum mehr. Die Abbildung auf Seite 139 zeigt die Veränderung bei dem Energieverlust.

Wie Sie sehen, ging der Energieverlust in beiden Gruppen gleichermaßen zurück. Es machte keinen Unterschied, ob das SSRI abgesetzt oder beibehalten wurde.

Energieverlust (BDI-II)

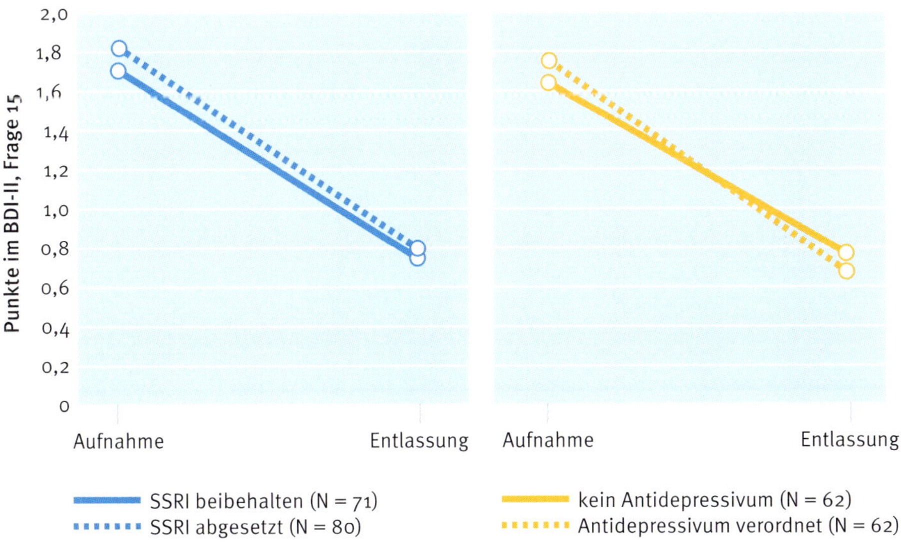

Verlauf des Symptoms »Energieverlust« (BDI-II-Frage 15) bei Depressiven auf der Station »Aaron T. Beck« von der Aufnahme bis zur Entlassung (Absetzen oder Beibehalten von SSRIs).

Man kann nach der angeblich antriebssteigernden Wirkung von Antidepressiva auch noch auf eine andere Weise suchen. Man kann die Patientinnen und Patienten auswählen, die zum Zeitpunkt der stationären Aufnahme kein Antidepressivum einnahmen, und daraus wiederum zwei Gruppen bilden: eine Gruppe, die im Verlauf der Behandlung ein Antidepressivum bekommen hat, und eine andere Gruppe, die bis zum Schluss ohne Antidepressivum behandelt wurde. Dieser Vergleich ist mit unseren Daten etwas schwieriger, einfach weil wir bei relativ wenigen Patientinnen und Patienten Antidepressiva neu angeordnet haben (seit 2018 gar nicht mehr), und wenn, dann waren es nicht immer SSRIs. Daher habe ich eine Gruppe aus den 62 Patientinnen und Patienten gebildet, die ohne Antidepressivum aufgenommen wurden und von uns entweder ein SSRI oder ein anderes antriebssteigerndes Antidepressivum erhielten (*Venlafaxin*, *Duloxetin* oder *Mirtazapin*). Zum Vergleich habe ich aus der viel größeren Menge der komplett ohne Antidepressiva behandelten Fälle eine andere Gruppe von 62 Patientinnen und Patienten gebildet, die der ersten Gruppe hinsichtlich Durchschnittsalter, Geschlechtsverteilung und Depressivität bei Aufnahme glich (man dieses Vorgehen zur Bildung von Vergleichsgruppen »Matched-Pairs-Methode«). Die Abbildung auf Seite 139 zeigt erneut den Verlauf bei der Frage nach dem Energieverlust.

Das Ergebnis ist praktisch gleich. Der Energieverlust ging in beiden Gruppen gleichermaßen zurück. Ob während der Behandlung ein antriebssteigerndes Antidepressivum verordnet wurde oder nicht, machte keinen Unterschied.

Diese Beobachtung weist darauf hin, dass die häufig erwähnte angeblich »antriebssteigernde« Wirkung vieler Antidepressiva in Wirklichkeit nichts mit dem Symptom des Antriebsverlustes zu tun hat. Die Antidepressiva putschen auf und können den Antriebsverlust dadurch bestenfalls überdecken, aber sie heilen das Symptom nicht. Eine Psychotherapie kann demgegenüber zu einem echten Rückgang der Depression und aller ihrer Symptome führen, also auch zu einer Rückkehr des Antriebs.

Schädigung der Sexualität durch Antidepressiva

Im BDI-II gibt es die Frage 21, die auf das sexuelle Interesse zielt. Der Verlust des sexuellen Interesses ist ebenfalls ein typisches Symptom von Depression. Bei der Bearbeitung muss eine der vier folgenden Antworten gewählt werden: »Mein Interesse an Sexualität hat sich in letzter Zeit nicht verändert« (0 Punkte), »Ich interessiere mich weniger für Sexualität als früher« (1 Punkt), »Ich interessiere mich jetzt viel weniger für Sexualität« (2 Punkte) oder »Ich habe das Interesse an Sexualität völlig verloren« (3 Punkte).

Die folgende Abbildung (Seite 141) zeigt Ergebnisse bei insgesamt 1108 Patientinnen und Patienten am Ende der vollstationären Behandlung. 441 von ihnen nahmen bei der Entlassung Antidepressiva ein, 667 wurden ohne Antidepressivum entlassen. Die gelben Säulen zeigen das

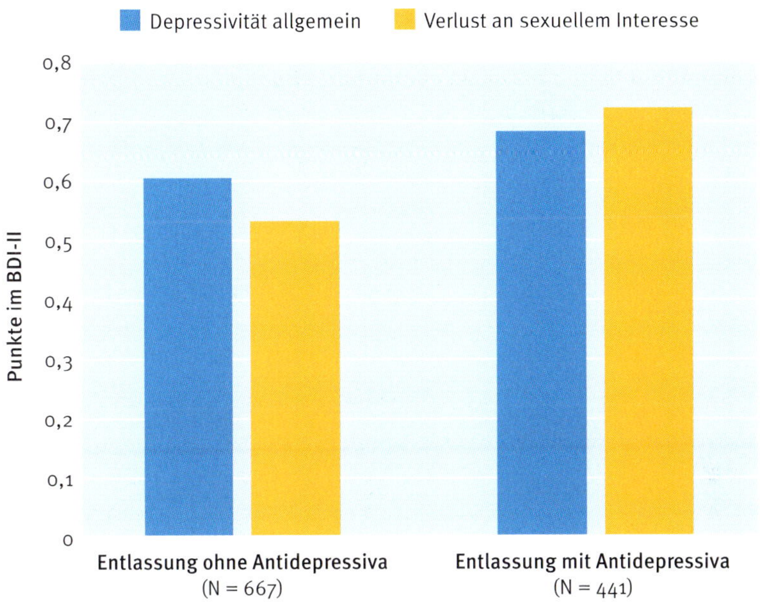

Depressivität allgemein (BDI-II ohne Frage 21) und Verlust des sexuellen Interesses bei Entlassung mit bzw. ohne Antidepressivum.

durchschnittliche sexuelle Interesse bei diesen beiden Gruppen. Zum Vergleich (blaue Säulen) wird auch die allgemeine Depressivität gezeigt, die sich aus dem BDI-II insgesamt ergibt (ohne Frage 21). Zur besseren Vergleichbarkeit wurde der Gesamtwert im BDI-II (ohne Frage 21) in Werte zwischen »0« und »3« umgerechnet.

Diejenigen, die ein Antidepressivum eingenommen hatten, waren bei Entlassung insgesamt etwas depressiver als die, die keines eingenommen hatten. Dieser Zusammenhang findet sich immer wieder: Je depressiver eine Patientin oder ein Patient ist, desto höher ist die Wahrscheinlichkeit, dass ihr oder ihm ein Antidepressivum verschrieben wird.

Dieser Unterschied ist aber noch sehr viel größer, wenn man allein das sexuelle Interesse betrachtet. Bei Patientinnen und Patienten ohne Antidepressiva liegt der Verlust des sexuellen Interesses unterhalb der allgemeinen Depressivität, während es bei Patientinnen und Patienten, die Antidepressiva einnehmen, umgekehrt ist – der Verlust des sexuellen Interesses ist ausgeprägter als die anderen depressiven Symptome. Das bedeutet: Das sexuelle Interesse wird durch die Einnahme von Antidepressiva erheblich gestört. Da der Verlust des sexuellen Interesses ein typisches Symptom der Depression ist, bedeutet das: Antidepressiva helfen nicht, sondern verstärken die Depression an dieser Stelle sogar noch. Wir haben hier den Zustand am Ende der Behandlung betrachtet, aber diese besonders schädliche Wirkung von Antidepressiva lässt sich auch bei Aufnahme oder sechs Monate nach der Entlassung nachweisen.

Ausblick

Ich habe Ihnen einige wesentliche Ergebnisse unserer Langzeitstudie beschrieben. Ich hoffe, dass Sie nachvollziehen können, warum ich den Einsatz von Antidepressiva inzwischen vehement ablehne. Es laufen derzeit noch weitere Studien, deren Ergebnisse in den kommenden Jahren veröffentlicht werden sollen. Es zeichnet sich dabei immer wieder aufs Neue ab, wie nutzlos der Einsatz von Antidepressiva in der Depressionsbehandlung ist.

Wissenschaft ist eine großartige Methode, um neue Erkenntnisse zu gewinnen. Jede Studie kann unerwartete und unbequeme Konsequenzen haben, das habe ich selbst oft erlebt. Es hätte mein persönliches Weltbild nicht erschüttert, wenn sich Antidepressiva als nützlich erwiesen hätten. Meine Arbeit wäre dadurch etwas einfacher gewesen. Es kam aber anders. Als Wissenschaftler und als Psychotherapeut muss ich jederzeit bereit sein, das zu tun, was ich von meinen Patientinnen und Patienten erwarte: die eigene »Komfortzone« zu verlassen.

Literatur

[1] Feighner, J. P., Robins, E., Guze, S. B., Woodruff Jr., R. A., Winokur, G. & Munoz, R. (1972). Diagnostic criteria for use in psychiatric research. Archives of General Psychiatry, 26, 57–63.

[2] Stieglitz, R.-D. & Hiller, W., (2013). Definition und Erfassung psychischer Störungen. Bestandsaufnahme. Psychotherapeut, 58, 237–248

[3] Wolinsky, H. (2005). Disease mongering and drug marketing. Does the pharmaceutical industry manufacture diseases as well as drugs? EMBO Reports, 6, 612–614.

[4] Moynihan, R. (2014). Evening the score on sex drugs: Feminist movement or marketing masquerade? British Medical Journal 349:g6246. DOI: 10.1136/bmj.g6246.

[5] Tiefer, L., Laan, E. & Basson, R. (2015). Missed opportunities in the patient-focused drug development public meeting and scientific workshop on female sexual dysfunction held at the FDA, October 2014. Journal of Sex Research, 52, 601–603.

[6] Conrad, P. (2007). The medicalization of society. On the transformation of human conditions into treatable disorders. Baltimore: Johns Hopkins University Press; siehe auch www.hsu-hh.de/mikrosoz/wp-content/uploads/sites/837/2021/07/Liebsch2020_MedikalisierungAlsSpannungsfel.pdf

[7] Coppen, A. (1967). The biochemistry of affective disorders. British Journal of Psychiatry, 113, 1237–1264.

[8] Moncrieff, J., Cooper, R. E., Stockmann, T., Amendola, S., Hengartner, M. P. & Horowitz, M. A. (2023) The serotonin theory of depression: A systematic umbrella review of the evidence. Molecular Psychiatry, 28, 3243–3256

[9] Lacasse, J. R & Leo, J. (2005). Serotonin and depression: A disconnect between the advertisements and the scientific literature. PLoS Medicine 2(12): e392.

[10] Hengartner, M. P. (2019). Eine methodenkritische Evaluation der biomedizinischen Depressionsforschung: Wie zuverlässig und praxisrelevant sind vielbeachtete neurobiogenetische Befunde? Psychotherapeutenjournal, 18, 110–117.

[11] Gianaros, P. J. & Manuck, S. B. (2010). Neurobiological pathways linking socioeconomic position and health. Psychosomatic Medicine, 72, 450–461.

[12] Border, R., Johnson, E. C., Evans, L. M., Smolen, A., Berley, N., Sullivan, P. F. & Keller, M. C. (2019). No support for historical candidate gene or candidate gene-by-interaction hypotheses for major depression across multiple large samples. American Journal of Psychiatry, 176, 376–387.

[13] Major Depressive Disorder Working Group of the Psychiatric GWAS Consortium (2013). A mega-analysis of genome-wide association studies for major depressive disorder. Molecular Psychiatry, 18, 497–511.

[14] www.wired.com/2017/05/star-neuroscientist-tom-insel-leaves-google-spawned-verily-startup/; eigene Übersetzung.

[15] Kemp, J. J., Lickel, J. J. & Deacon, B. J. (2014). Effects of a chemical imbalance causal explanation on individuals' perceptions of their depressive symptoms. Behaviour Research and Therapy, 56, 47–52. (Beispiel)

[16] www.depression-heute.de, de.statista.com, Depressionsatlas der Techniker-Krankenkasse

[17] Jorm, A. F., Patten, S. B., Brugha, T. S., & Mojtabai, R. (2017). Has increased provision of treatment reduced the prevalence of common mental disorders? Review of the evidence from four countries. World Psychiatry, 16, 90–99.

[18] Stone, M. B., Yaseen, Z. S., Miller, B. J., Richardville, K., Kalaria, S. N. & Kirsch, I. (2022). Response to acute monotherapy for major depressive disorder in randomized, placebo controlled trials submitted to the US Food and Drug Administration: Individual participant data analysis. British Medical Journal. DOI: 10.1136/bmj-2021-067606.

[19] Stone et al. (2022). DOI: 10.1136/bmj-2021-067606

[20] Brown, W. A. (2013). The placebo effect in clinical practice. Oxford: Oxford University Press (eigene Übersetzung).

[21] Moncrieff, J., Wessely, S. & Hardy, R. (2004). Active placebos versus antidepressants for depression. Cochrane Database Systematic Review. DOI: 10.1002/14651858.CD003012.pub2.

[22] Margraf, J., Ehlers, A., Roth, W. T., Clark, D. B., Sheikh, J., Agras, W. S. & Taylor, C. B. (1991). How "blind" are double-blind studies? Journal of Consulting and Clinical Psychology, 59, 184–187.
[23] Baethge, C., Assall, O. P. & Baldessarini, R. J. (2013). Systematic review of blinding assessment in randomized controlled trials in schizophrenia and affective disorders 2000–2010. Psychotherapy and Psychosomatics, 82, 152–160.
[24] Stone et al. (2022). DOI: 10.1136/bmj-2021-067606; eigene Übersetzung
[25] Hengartner, M. P. (2017). Methodological flaws, conflicts of interest, and scientific fallacies: Implications for the evaluation of antidepressants' efficacy and harm. Frontiers in Psychiatry, 8. DOI: 10.3389/fpsyt.2017.00275
[26] Turner, E. H., Cipriani, A., Furukawa, T. A., Salanti, G. & de Vries, Y. A. (2022). Selective publication of antidepressant trials and its influence on apparent efficacy: Updated comparisons and meta-analyses of newer versus older trials. Public Library of Science Medicine, 19. DOI: 10.1371/journal.pmed.1003886
[27] Shorter, E. (2021). The rise and fall of the age of psychopharmacology. Oxford: Oxford University Press; eigene Übersetzung
[28] Fava, G. (2016). The hidden costs of financial conflicts of interest in medicine. Psychotherapy and Psychosomatics, 85, 65–70.
[29] www.youtube.com/watch?v=bVQ58hzbwWI
[30] Hegerl, U. (2013). Sollten leichte Depressionen ausschließlich psychotherapeutisch behandelt werden? Kontra. Nervenarzt, 84, 388–389.
[31] Hengartner, M. P. & Plöderl, U. (2019). Newer-generation antidepressants and suicide risk in randomized controlled trials: A re-analysis of the FDA database. Psychotherapy and Psychosomatics, 88, 247–248.
[32] Read, J. & Williams, J. (2018). Adverse effects of antidepressants reported by a large international cohort: Emotional blunting, suicidality, and withdrawal effects. Current Drug Safety, 13, 176–186.
[33] Goodwin, G. M., Price, J., De Bodinat, C. & Laredo, J. (2017). Emotional blunting with antidepressant treatments: A survey among depressed patients. Journal of Affective Disorders, 221, 31–35.

[34] Ben-Sheetrit, J., Hermon, Y., Birkenfeld, S., Gutman, Y., Csoka, A. B. & Toren P. (2023). Estimating the risk of irreversible post-SSRI sexual dysfunction (PSSD) due to serotonergic antidepressants. Annals of General Psychiatry, 22. DOI: 10.1186/s12991-023-00447-0.
[35] Hengartner, M. P., Angst, J. & Rössler, W. (2018). Antidepressant use prospectively relates to a poorer long-term outcome of depression: Results from a prospective community cohort study over 30 Years. Psychotherapy and Psychosomatic, 87, 181–183; Vittengl, J. R. (2017). Poorer long-term outcomes among persons with major depressive disorder treated with medication. Psychotherapy and Psychosomatic, 86, 302–304.
[36] Munkholm, K., Paludan-Müller, A. S. & Boesen, K. (2019). Considering the methodological limitations in the evidence base of antidepressants for depression: A reanalysis of a network meta-analysis. British Medical Journal Open, 9. DOI: 10.1136/bmjopen-2018-024886
[37] Cuijpers, P., Miguel, C., Harrer, M., Plessen, C. Y., Ciharova, M., Ebert. D. & Karyotaki, E. (2023). Cognitive behavior therapy vs. control conditions, other psychotherapies, pharmacotherapies and combined treatment for depression: A comprehensive meta-analysis including 409 trials with 52,702 patients. World Psychiatry, 22, 105–115.
[38] Maß, R., Backhaus, K., Lohrer, K., Szelies, M. & Unkelbach, B. K. (2023). No benefit of antidepressants in inpatient treatment of depression. A longitudinal, quasi-experimental field study. Psychopharmacology, 240, 1963–1971.
[39] Margraf, J. (2019). Diagnostik und Therapie psychischer Störungen unter besonderer Berücksichtigung emotionaler Störungen. Sucht Aktuell, 2, 5–28.
[40] Wouters, O. J., McKee, M. & Luyten J. (2020). Estimated research and development investment needed to bring a new medicine to market, 2009–2018. Journal of the American Medical Association, 323, 844–853.
[41] Fava, G. A. (2006). The intellectual crisis of psychiatric research. Psychotherapy and Psychosomatics, 75, 202–208.
[42] Fava, G. A. (2023). Antidepressiva absetzen. Anleitung zum personalisierten Begleiten von Absetzproblemen. Stuttgart: Schattauer, S. 138; eigene Übersetzung

[43] Mendel, R., Hamann, J., Traut-Mattausch, E., Buhner, M., Kissling, W. & Frey, D. (2010). »What would you do if you were me, doctor?«: Randomised trial of psychiatrists' personal v. professional perspectives on treatment recommendations. British Journal of Psychiatry, 197, 441–447.
[44] Illouz, E. (2019). Resilienz – gesellschaftliche Auswirkungen einer psychologischen Theorie. Verhaltenstherapie & psychosoziale Praxis, 51, 467–474.
[45] https://positivepsychology.com/master-resilience-training-mrt/#army; https://hbr.org/2011/04/building-resilience
[46] Buckman, J. E. J., Saunders, R., Stott, J., Cohen, Z. D., Arundell, L. L. et al. (2022). Socioeconomic indicators of treatment prognosis for adults with depression: A systematic review and individual patient data meta-analysis. Journal of the American Medical Association Psychiatry, 79, 406–416.
[47] Bretschneider, J., Kuhnert, R. & Hapke, U. (2017). Depressive Symptomatik bei Erwachsenen in Deutschland. Journal of Health Monitoring, 2. DOI: 10.17886/RKI-GBE-2017–058
[48] Wilkinson, R. G & Pickett, K. (2016). Gleichheit. Warum gerechte Gesellschaften für alle besser sind. 5. Auflage, in neuer Ausstattung. Berlin: Haffmans & Tolkemitt.
[49] www.oxfam.de/ueber-uns/publikationen/bericht-soziale-ungleichheit-2024?utm_wec=11494&gad_source=1&gclid=EAIaIQobChMIj-zY56z8hwMVuZODBx3HkyWLEAAYASABEgJzyfD_BwE
[50] Piketty, T. (2014). Das Kapital im 21. Jahrhundert. München: C. H. Beck.
[51] Patel, V., Burns, J. K., Dhingra, M., Tarver, L., Kohrt, B. A. & Lund, C. (2018). Income inequality and depression: A systematic review and meta-analysis of the association and a scoping review of mechanisms. World Psychiatry, 17, 7689.
[52] Grossmann, K. & Grossmann, K. E. (2004). Bindungen. Das Gefüge psychischer Sicherheit. Stuttgart: Klett-Cotta.
[53] Dagan, O., Facompré, C. R. & Bernard, K. (2018). Adult attachment representations and depressive symptoms: A meta-analysis. Journal of Affective Disorders, 236, 274–290.
[54] www.youtube.com/watch?v=YTTSXc6sARg

[55] Maß, R., Schottke, M.-L., Müller, M., Lübbers, F., Müller-Alcazar, A., Kolbeck, S. & Morgenroth, O. (2022). Mangelnde Selbstverantwor-tungSelbstverantwortung und psychische Störungen. Entwicklung und Validierung eines Selbstbeurteilungsinstrumentes. Psychotherapie, Psychosomatik, Medizinische Psychologie, 72, 78–86.
[56] Piketty, T. (2020). Kapital und Ideologie. München: Beck.
[57] Maß, R. & Müller-Alcazar, A. (2023). Hemmung konstruktiver Aggression. Konzept, Operationalisierung und klinische Implikationen. Zeitschrift für Klinische Psychologie und Psychotherapie, 52, 181–194.
[58] Firth (1959), zitiert nach Graeber, D. (2012). Schulden. Die ersten 5.000 Jahre. Stuttgart: Klett-Cotta, S. 123.
[59] Maß, R. (2024). AHI. Aggressionshemmungs-Inventar. Göttingen: Hogrefe.
[60] Watzlawick, P. (2021): Anleitung zum Unglücklichsein. München: Piper.
[61] Korzybski, A. (1933). Science and sanity. An introduction to non-Aristotelian systems and General Semantics. Fort Worth, Texas: International Non-Aristotelian Library, S. 58; eigene Übersetzung.
[62] Schulz von Thun, F. (2023). Miteinander reden 1–4. Hamburg: Rowohlt
[63] Scheich, G. (2001). Positives Denken macht krank. Vom Schwindel mit gefährlichen Erfolgsversprechen. Frankfurt am Main: Eichborn.
[64] Margraf, J. & Schneider, S. (Hrsg.) (2018). Lehrbuch der Verhaltenstherapie. Band 1: Grundlagen, Diagnostik, Verfahren und Rahmenbedingungen psychologischer Therapie. 4. Auflage. Berlin: Springer.
[65] Zarbock, G. (2017). Praxisbuch Verhaltenstherapie. Grundlagen und Anwendungen biografisch-systemischer Verhaltenstherapie (4. Auflage). Lengerich: Pabst.
[66] ARD-Mediathek, »Tabletten gegen Depression – helfen Antidepressiva?« oder www.youtube.com/watch?v=BN_K-DU35dk.
[67] Hautzinger, M., Keller, F., & Kühner, C. (2006). Beck Depressions-Inventar. Revision (BDI-II). Frankfurt/Main: Harcourt Test Services.

[68] Maß, R., Backhaus, K., Hestermann, D., Balzer, C. & Szelies, M. (2019). Inpatient treatment decreases depression but antidepressants may not contribute. A prospective quasi-experimental study. Comprehensive Psychiatry. DOI: 10.1016/j.comppsych.2019.152124
[69] Maß, R., Backhaus, K., Lohrer, K., Szelies, M. & Unkelbach, B. K. (2023). No benefit of antidepressants in inpatient treatment of depression. A longitudinal, quasi-experimental field study. Psychopharmacology, 240, 1963–1971.

Alle Websites wurden zuletzt am 17.08.2024 aufgerufen.

Sach- und Namensverzeichnis

Empfehlungen von Prof. Dr. Reinhard Maß

Weiterführende Literatur und Adressen

Padberg, Thorsten (2021). Die Depressionsfalle. Wie wir Menschen für krank erklären, statt ihnen zu helfen. Frankfurt am Main: S. Fischer.

Ansari, Peter und Ansari, Mahinda (2022). Genug geschluckt. Psychopharmaka erfolgreich und dauerhaft absetzen. München: Knaur-Verlag.

Weiss, Hans (2008). Korrupte Medizin. Ärzte als Komplizen der Konzerne. Köln: Kiepenheuer & Witsch.

Hengartner, Michael P. (2022). Evidence-Biased Antidepressant Prescription: Overmedicalisation, Flawed Research, and Conflicts of Interest. Basingstoke, England: Palgrave Macmillan.

Bingel, Ulrike, Schedlowski, Manfred und Kessler, Helga (2019). Placebo 2.0. Die Macht der Erwartung. Zürich: Rüffer & Rub Sachbuchverlag.

Zentrum für Seelische Gesundheit Marienheide
Leppestraße 65–67,
51709 Marienheide.
www.klinikum-oberberg.de/standorte/zsg-zentrum-fuer-seelische-gesundheit-klinik-marienheide

Deutsche Gesellschaft für Soziale Psychiatrie e. V. (DGSP)
www.dgsp-ev.de

Bibliografische Information der Deutschen Nationalbibliothek
Die Deutsche Nationalbibliothek verzeichnet diese Publikation in der Deutschen Nationalbibliografie; detaillierte bibliografische Daten sind im Internet über http://dnb.d-nb.deabrufbar.

Programmplanung: Celestina Filbrandt
Projektmanagement: Manuela Hunfeld
Redaktion: Bettina Snowdon, Hamburg
Bildredaktion: Marie Crämer
Umschlaggestaltung: © Thieme
Layout: CYCLUS · Visuelle Kommunikation, Stuttgart

Bildnachweis:
Covermotiv und Bild S. 4: © Marina Zlochin/stock.adobe.com – composed and edited by Thieme
Autorenfoto: © Klinikum Oberberg
Zeichnungen: Christine Lackner, Ittlingen
Die abgebildeten Personen haben in keiner Weise etwas mit der Krankheit zu tun.

1. Auflage 2025

TRIAS Verlag in Georg Thieme Verlag KG
Rüdigerstraße 14, 70469 Stuttgart

Satz und Repro: Fotosatz Buck, Kumhausen
Druck: AZ Druck und Datentechnik GmbH, Kempten

Gedruckt auf chlorfrei gebleichtem Papier
Printed in Germany

ISBN 978-3-432-11895-6
eISBN (ePub) 978-3-432-11896-3

1 2 3 4 5 6

MIX
Papier | Fördert gute Waldnutzung
FSC® C008457